Ruth Frings und Daniela Berger
Diagnose schwer krank: Hilfe, die Ihnen bei plötzlicher Pflegebedürftigkeit zusteht

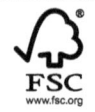

Diagnose schwer krank: Hilfe, die Ihnen bei plötzlicher Pflegebedürftigkeit zusteht

Pflegegrad, Pflegegeld, Kurzzeitpflege, Verhinderungspflege: Schritt für Schritt zu finanzieller Unterstützung und rechtlichen Ansprüchen rund um die Pflege: zu Hause, mit dem Pflegedienst oder im Pflegeheim | Ihr umfassender Leitfaden zu Pflege, Erwerbsminderung und Schwerbehinderung -

Mit Checklisten & Praxisbeispielen für Pflegebedürftige und pflegende Angehörige

Ruth Frings und Daniela Berger

Impressum

Bibliografische Information der Deutschen Nationalbibliothek: Die Deutsche Nationalbibliothek verzeichnet diese Publikation in der Deutschen Nationalbibliografie; detaillierte bibliografische Daten sind im Internet über http://dnb.dnb.de abrufbar.

Die automatisierte Analyse des Werkes, um daraus Informationen insbesondere über Muster, Trends und Korrelationen gemäß §44b UrhG („Text und Data Mining") zu gewinnen, ist untersagt.

© 2025 Ruth Frings, Daniela Berger

Weitere Mitwirkende: Sophie Frings (Buchsatz, Covergestaltung)

Verlag: BoD · Books on Demand GmbH, In de Tarpen 42, 22848 Norderstedt, bod@bod.de

Druck: Libri Plureos GmbH, Friedensallee 273, 22763 Hamburg

ISBN: 978-3-7693-5611-3

Eine schwere Erkrankung kann jeden Menschen unabhängig vom Geschlecht treffen. Unser Anliegen ist es, alle gleichermaßen anzusprechen. Um Ihnen das Lesen zu erleichtern, verzichten wir bewusst auf zusätzliche Sonderzeichen zur geschlechtergerechten Schreibweise. Alle personenbezogenen Bezeichnungen in diesem Ratgeber sind daher geschlechtsneutral zu verstehen.

Inhaltsverzeichnis

Vorwort

Es war ein Tag im Januar. Das neue Jahr war kaum zwei Wochen alt, als mein Ehemann notfallmäßig stationär eingeliefert werden musste. Die Ärzte suchten nach der Ursache. Nichts schien zueinander zu passen: das unstillbare Erbrechen, Nierenversagen, der rapide Gewichtsverlust. Nach vier Tagen erhielten wir schließlich die Diagnose: Krebs – oder wie mein Mann es ausdrückte: „den kalten Waschlappen". Zeitnah erfolgte eine Operation.

Von einem Tag auf den anderen war alles anders: das Leben innerhalb der Familie, das Berufsleben, die Zukunftsplanung, die Finanzen und die psychische Verfassung aller Beteiligten. Ich fiel in einen kaum beschreibbaren Modus, in dem ich einfach nur funktionierte. Vormittags führte ich Telefonate mit Behörden und erledigte die Post, nachmittags besuchte ich meinen Mann.

Die medizinische Versorgung war professionell, doch wie sollten wir während der akuten Phase und auch danach unser Leben meistern? Diese Frage konnte uns niemand beantworten. Als Familie versuchten wir, einen Weg zu finden. Ich habe mich mühsam Schritt für Schritt voran gearbeitet. Eine immense Belastung war die psychische Anspannung – eine Achterbahn der Gefühle. Trotz meiner ärztlichen Tätigkeit war es etwas völlig anderes, als der Patient der eigene Ehemann war. Es vergingen viele Stunden der Recherche im Internet und unzählige Gespräche mit Verwandten, Freunden und Bekannten. Dieser Austausch gab mir einerseits Mut, war auf der anderen Seite aber auch äußerst kräftezehrend.

Es ist mir ein Anliegen, Angehörigen und Betroffenen gezielt Unterstützung zu bieten. Eine schwere Krankheit führt einem vor Augen, dass das Leben endlich und Zeit sehr wertvoll ist. Ich möchte Ihnen die Möglichkeit geben, möglichst viel Zeit miteinander verbringen zu können.

Ich teile meine Erfahrungen, damit Sie es leichter haben und die Zeit nutzen können. Sie erhalten Empfehlungen, die ich auch meinen eigenen Kindern geben würde. Bitte haben Sie Verständnis dafür, dass jeder Mensch und somit auch jede Erkrankung einzigartig ist. Eine Empfehlung bedeutet nicht, dass sie 1:1 umgesetzt werden muss. Vertrauen Sie bei jedem Hinweis oder

Vorschlag in diesem Ratgeber auf Ihr Bauchgefühl, ob dieses auch auf Ihre individuelle Situation zutrifft.

Vergessen Sie nicht, in dieser Zeit als Angehöriger auch auf sich selbst zu achten. Ein pflegender Angehöriger kann nur dann eine wirksame Hilfe und Stütze sein, wenn er seine eigenen Kräfte schont und nicht am Limit agiert.

Der erste Teil des Leitfadens legt den Schwerpunkt auf die Bewältigung administrativer Aufgaben. Dazu zählen die Kommunikation mit Behörden, Krankenkassen, Versicherungen und mehr. Der Leitfaden ist chronologisch. Sie erhalten Empfehlungen für Anträge, Anlaufstellen und weitere Hilfen. In den Telefonaten mit Behörden und Krankenkassen begegnete uns viel Verständnis und Hilfsbereitschaft.

Aufgrund der Krebserkrankung meines Mannes steht diese Krankheit im Fokus. Es ist jedoch mein Wunsch, dass dieser Leitfaden auch in anderen Fällen schwerer Erkrankungen wie Erkrankungen des Herz- Kreislauf- Systems, Unfällen und bei schleichenden, chronischen Erkrankungen wie Multiple Sklerose, Parkinson und Demenz angewendet werden kann.

Persönliche Ereignisse, die unsere Familie und insbesondere meinen Mann betreffen, sind kursiv dargestellt.

Ich orientiere mich an den Phasen einer Krise, die die meisten Erkrankten durchlaufen. In jeder Phase gilt es neben der Verarbeitung der Diagnose, Versorgung und emotionaler Begleitung des Erkrankten, Vorsorge in finanzieller Hinsicht und Entscheidungen für die jeweilige Situation zu treffen. In den einzelnen Kapiteln berücksichtige ich der zeitlichen Abfolge entsprechend, was zu tun ist. Am Ende des Leitfadens finden Sie eine Übersicht mit allen Punkten als To-do-Liste. Außerdem können Sie diesen Leitfaden wie ein Notizbuch nutzen und Ihre Aufzeichnungen bei Telefonaten und Gesprächen dokumentieren. Häufig überschlagen sich die Ereignisse und das eigene Gedächtnis kommt nicht mehr mit.

Ich selbst und meine Familie haben uns im Dschungel der Verordnungen, Gesetze und Möglichkeiten der Hilfen zurechtfinden müssen. Diese Recherchen haben kostbare Zeit in Anspruch genommen. Durch meine Erfahrungen möchte ich Ihnen mit diesem Ratgeber helfen, in einer schweren Situation Zeit zu sparen und Mühen zu erleichtern.

Der zweite Teil dieses Ratgebers bietet Ihnen einen umfassenden Überblick über die vielfältigen Unterstützungsangebote unseres sozialen Pflegesystems und der Pflegekassen in Deutschland. In bestimmten Fällen kann es sinnvoll sein, ergänzende Informationen über das Internet oder spezielle Beratungsstellen einzuholen. Einige Themen aus dem ersten Teil werden hier erneut aufgegriffen und ausführlicher erläutert. Dabei folgt der erste Teil einer chronologischen Struktur, während der zweite Teil diese Inhalte vertieft und in ihrer Gesamtheit darstellt.

In einigen Kapiteln treten inhaltliche Wiederholungen auf, die bewusst eingesetzt werden, um bestimmte Aspekte zu verdeutlichen, ihre Bedeutung zu unterstreichen, Verbindungen zu anderen Themen herzustellen oder sie in einer Zusammenfassung aufzugreifen.

Sie finden eine umfassende Übersicht über die seit dem Jahr 2025 geltenden Änderungen und Erweiterungen der Pflegeversicherung. Dabei stehen sowohl die Anpassung der Leistungen zum 1. Januar 2025, wie die Erhöhung des Pflegegeldes und die Verbesserungen bei Pflegesachleistungen, als auch die Einführung eines neuen Gesamtbudgets für Verhinderungs- und Kurzzeitpflege zum 1. Juli 2025 im Fokus. Ziel dieser Neuerungen ist es, die Pflege flexibler, bedarfsgerechter und alltagstauglicher zu gestalten – sowohl für Pflegebedürftige als auch für deren Angehörige.

In diesem Teil erläutern wir Ihnen alle wichtigen Details zu den finanziellen und sachlichen Leistungen der Pflegeversicherung sowie praktische Hinweise zur optimalen Nutzung. Thematisiert werden unter anderem:

- Pflegesachleistungen und Pflegegeld: Umfang, Beantragung und Kombinationsmöglichkeiten.

- Hilfsmittel und Pflegehilfsmittel: Von technischen Geräten bis zu Verbrauchsmaterialien, die den Pflegealltag erleichtern.

- Zuschüsse für wohnumfeldverbessernde Maßnahmen: Wie Sie Ihre Wohnsituation an die Pflegebedürfnisse anpassen können.

- Einteilung in Pflegegrade: Die Module und Inhalte sowie die daraus resultierenden finanziellen und praktischen Hilfen.

- Leistungen der Versorgung durch Fachpersonal: Vorstellung ambulanter, teilstationärer und stationärer Pflegeformen sowie 24-Stunden-Betreuung.

Darüber hinaus beleuchten wir wichtige Themen wie Pflegeunterstützungsgeld und die Absicherung pflegender Angehöriger. Sie erhalten zudem hilfreiche Informationen zu speziellen Unterstützungsangeboten, beispielsweise für Kinder mit Typ-1-Diabetes, sowie zu Blindenhilfe und Blindengeld, Nachbarschaftshilfe und Hilfe zur Pflege.

Ergänzend bieten wir:

- Praktische Tipps für Pflegebedürftige und Angehörige: Steuervorteile wie den Behinderten-Pauschbetrag und Pauschbeträge für pflegende Angehörige.

- Beratungs- und Unterstützungsangebote: Von den Pflegeberatungsterminen und Nutzung eines Schwerbehindertenausweises.

- Orientierungshilfen: Eine To-do-Liste für den Sterbefall

- Tabellarische Übersichten und Flowchart, die die Reihenfolge von Anträgen und die daraus resultierenden finanziellen Hilfen anschaulich darstellen.

Dieser Abschnitt wird durch eine Sammlung nützlicher Adressen und Quellen abgerundet, die Ihnen bei Fragen oder Anträgen weiterhelfen. Unser Ziel ist es, Ihnen und Ihren Angehörigen einen klaren Wegweiser durch die neuen Regelungen und umfangreichen Möglichkeiten der Pflegeversicherung zu bieten. Nutzen Sie diese Informationen, um die Pflege bedarfsgerecht zu gestalten und den Alltag bestmöglich zu entlasten.

Sie als Patient und Sie als Angehöriger können mit Hilfe des Ratgebers die nötigen Schritte planen, aktiv etwas tun und sind in der schwierigen Situation nicht orientierungslos.

Die € Beträge der Pflegeversicherungen 2025 unterscheiden sich in der vorhandenen Literatur in der Rundung. Wir übernehmen die Zahlen einer bekannten deutschen Privatversicherung / Pflegeversicherung und den Angaben des Bundesministeriums für Gesundheit.

Den ersten Teil des Ratgebers habe ich in Form eines E-Books im Erkrankungsjahr meines Mannes 2018 als Hilfe zur Verarbeitung dieser Krise geschrieben und um anderen, die sich plötzlich in einer vergleichbaren Situation befinden, eine Hilfestellung zu geben. Eine vollständige Überarbeitung erfolgte im Herbst 2024, ergänzt durch zusätzliche Kapitel der Co-Autorin Daniela Berger. Dank ihres Beitrags enthält der Ratgeber nun einen zweiten Teil über die ab 2025 geltenden neuen Pflegeleistungen. Wir hoffen, dass wir Ihnen mit diesem Leitfaden Hilfe und Unterstützung bieten können.

Wir wünschen Ihnen und Ihren Angehörigen alles Gute. Nutzen Sie alle verfügbaren Hilfsangebote, prüfen Sie Bescheide sorgfältig und bleiben Sie aufmerksam – überlassen Sie nichts dem Zufall!

Bad Harzburg, Februar 2025

Ruth Frings und Daniela Berger

Diagnose schwer krank

Die Phasen einer Krise verstehen und bewältigen

Eine plötzliche schwere Erkrankung kann das Leben von heute auf morgen auf den Kopf stellen und eine Vielzahl an emotionalen und psychischen Herausforderungen mit sich bringen. In solchen Momenten kann es hilfreich sein, zu verstehen, dass der Umgang mit einer Krise in der Regel in verschiedenen Phasen abläuft, die jedoch selten in einer festgelegten Reihenfolge durchlaufen werden. Es gibt verschiedene Modelle in zahlreichen Veröffentlichungen beschrieben, die schematisch beschreiben, wie Krisen bewältigt werden können. Diese Modelle bieten wertvolle Einblicke in den Ablauf der Phasen der Krisenverarbeitung und helfen dabei, diese besser zu verstehen.

Das Modell mit den Phasen **1. „Schock“, 2. „Reaktion“, 3. „Bearbeitung“ und 4. „Neuorientierung“** (s. Abbildung) beschreibt einen dynamischen Prozess, in dem die Übergänge oft fließend sind und die Phasen nicht immer klar voneinander abgegrenzt werden können.

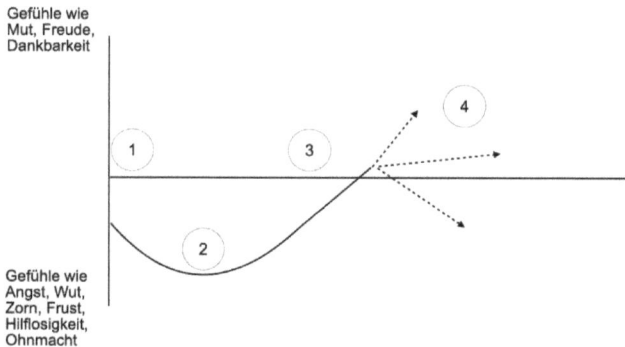

Abbildung: die 4 Phasen einer Krise

Es ist durchaus möglich, dass sich bestimmte Phasen wiederholen oder parallel erlebt werden. Dieses Verständnis kann dabei helfen, die eigene Gefühlswelt besser einzuordnen und gezielt Strategien zur Bewältigung der Krise zu entwickeln.

In diesem Ratgeber möchten wir Ihnen anhand dieser typischen Phasen eine Hilfestellung bieten und praktische Tipps an die Hand geben, wie Sie diese herausfordernde Zeit bestmöglich meistern können. Die beschriebenen Phasen spiegeln den möglichen Verlauf der Krisenbewältigung wider und sollen Ihnen helfen, Ihre eigenen Gefühle und Reaktionen besser einzuordnen. Jeder Mensch, Erkrankter und Angehörige durchlaufen diese Phasen in seinem / ihrem eigenen Tempo, und es ist wichtig, sich die nötige Zeit zu nehmen, um diesen Prozess zu durchleben.

Die folgenden Kapitel sind nach den oben beschriebenen Phasen unterteilt, angeglichen an das obige Krisenmodell.

Schockphase

Die Diagnose einer schweren Krankheit ist ein tiefgreifender Einschnitt im Leben jedes Betroffenen und seiner Angehörigen. Die erste Phase nach der Diagnose, die Schockphase, ist geprägt von emotionaler Überwältigung, Angst und Unsicherheit. In diesem Stadium dominiert das „Nicht-Wahrhaben-Wollen" der Situation. Betroffene fühlen sich oft innerlich wie gelähmt und erleben ein „inneres Chaos". Die Realität scheint weit entfernt und unfassbar. Diese Reaktion ist ein natürlicher Schutzmechanismus des Körpers, um mit der überwältigenden Nachricht oder dem Ereignis umzugehen.

Neben der emotionalen Verarbeitung in dieser Zeit ist es auch von entscheidender Bedeutung, sich nicht nur auf die medizinische Behandlung zu konzentrieren, sondern auch wichtige rechtliche und organisatorische Aspekte zu berücksichtigen. Dieses Kapitel bietet Ihnen einen umfassenden Überblick über die essentiellen Schritte und Vorkehrungen, die in der Schockphase getroffen werden sollten, um Ihnen und Ihren Angehörigen Klarheit und Sicherheit zu verschaffen.

Zunächst wird die Bedeutung der Patientenverfügung erläutert. Dieses Dokument stellt sicher, dass Ihre Wünsche hinsichtlich medizinischer Behandlungen respektiert werden, falls Sie selbst nicht mehr in der Lage sind, diese mitzuteilen. In Verbindung damit ist die Vorsorgevollmacht ein weiteres wichtiges Instrument. Sie ermöglicht es Ihnen, eine vertrauenswürdige Person zu benennen, die in Ihrem Namen Entscheidungen treffen kann, wenn Sie dazu nicht mehr in der Lage sind.

Es ist wichtig, auch die regelmäßigen Ausgaben, wie zum Beispiel Krankenkassenbeiträge, aufzulisten und zu prüfen, ob diese eventuell gesenkt werden können. Die finanzielle Absicherung bei einem Verdienstausfall ist entscheidend, um weiterhin den Lebensunterhalt und notwendige medizinische Behandlungen finanzieren zu können. Bankvollmachten sind dabei hilfreich, da sie es einer vertrauenswürdigen Person ermöglichen, auf Ihre Konten zugreifen zu können und wichtige Zahlungen zu erledigen.

Ein weiterer wichtiger Punkt ist das Einholen einer Zweitmeinung zur Diagnose und Therapie. Eine schwere Diagnose kann äußerst komplex und belastend sein, daher kann es ratsam sein, die Einschätzung eines weiteren Facharztes einzuholen. Dies kann Ihnen nicht nur zusätzliche Klarheit verschaffen, sondern auch dazu beitragen, die bestmögliche Behandlungsstrategie zu finden.

Zusätzlich kann es hilfreich sein, sich als Familie zusammenzusetzen und einen Plan zu erstellen, was jeder für die nächsten Wochen an Planung, Unterstützung oder der Erledigung administrativer Aufgaben übernehmen kann. Durch diese gemeinsame Organisation kommt man ins Tun, was nicht nur eine gewisse Ablenkung schafft, sondern auch die anfallenden Aufgaben auf mehrere Schultern verteilt. Dabei ist es wichtig, dass jeder ehrlich kommuniziert, was er leisten kann – und es ist ebenso in Ordnung, wenn jemand sagt, dass er im Moment nichts übernehmen kann.

Dieses Kapitel begleitet Sie durch die ersten, zu überwältigenden Schritte nach der Diagnose und gibt Ihnen praktische Hilfsmittel an die Hand, um die Schockphase mit mehr Zuversicht und Sicherheit zu bewältigen. Wir hoffen, dass diese Informationen Ihnen helfen, in dieser herausfordernden Zeit die richtigen Entscheidungen zu treffen und sich auf das Wesentliche konzentrieren zu können: auf Ihr Wohlbefinden respektive das Wohlbefinden Ihrer Angehörigen.

Patientenverfügung

Eine Patientenverfügung ist ein schriftliches Dokument, in dem Sie Ihren persönlichen Willen festlegen, welche medizinischen Maßnahmen im Falle einer schweren Krankheit oder eines Unfalls ergriffen oder unterlassen werden sollen, wenn Sie selbst nicht mehr in der Lage sind, Entscheidungen zu treffen. Dabei können Sie beispielsweise bestimmen, ob Sie Behandlungen wie künstliche Ernährung, Bluttransfusionen oder maschinelle Beatmung wünschen oder ablehnen.

Dies gibt klare Anweisungen an Ärzte und medizinisches Personal, welche Maßnahmen ergriffen oder unterlassen werden sollen. Dieses Dokument kann beim Hausarzt oder für Angehörige zugänglich aufbewahrt werden. Eine notarielle Beglaubigung ist nicht erforderlich.

Achten Sie bei der Erstellung einer Patientenverfügung darauf, dass diese rechtlich korrekt und eindeutig formuliert ist. Ein Urteil des Bundesgerichtshofs (06.07.2016, Az. XII ZB 61/16) verdeutlicht, dass bei lebenserhaltenden Maßnahmen klar festgelegt sein muss, welche Maßnahmen Sie wünschen oder ablehnen. Allgemeine Formulierungen wie eine generelle Ablehnung lebenserhaltender Maßnahmen sind nicht ausreichend und können im Ernstfall unwirksam sein. Vermeiden Sie daher ungenaue oder pauschale Angaben.

Viele Menschen zögern, eine Patientenverfügung auszufüllen, aus Sorge, dabei Fehler zu machen. Doch dieser Schritt bietet die Chance, sich mit der eigenen Endlichkeit auseinanderzusetzen und das Gespräch mit Angehörigen oder Freunden zu suchen.

Dieses Dokument hilft nicht nur, Ihre eigenen Wünsche klar festzuhalten, sondern entlastet auch Ihre Angehörigen bei schwierigen Entscheidungen und gibt den behandelnden Ärzten rechtliche Sicherheit.

Es ist hilfreich, eine Notfallkarte bei sich zu tragen, die auf das Vorhandensein Ihrer Patientenverfügung aufmerksam macht. Im Ernstfall können Rettungskräfte diese Karte finden und so erfahren, dass eine Patientenverfügung existiert.

Die Patientenverfügung ist nicht mit der Vorsorgevollmacht zu verwechseln, auf diese wird im nächsten Abschnitt eingegangen. Das Bundesministerium der Justiz bietet eine Mustervorlage an.[1]

Es gibt auch Anbieter im Internet, die es ermöglichen, eine Patientenverfügung digital zu speichern, zum Beispiel in Form eines QR-Codes. Dieser QR-Code kann dann auf die Krankenkassenkarte oder andere wichtige Dokumente geklebt werden. Zusätzlich gibt es die Möglichkeit, einen Notfall-Pass digital zu erstellen, der auf dem Handy gespeichert und im Ernstfall leicht zugänglich ist.

Vorsorgevollmacht und Betreuungsverfügung

Eine Vorsorgevollmacht ist ein Dokument, mit dem Sie einer Person Ihres Vertrauens die Befugnis erteilen, in Ihrem Namen Entscheidungen zu treffen. Dies umfasst finanzielle Angelegenheiten, alltägliche Aufgaben wie das Öffnen der Post, den Umgang mit Behörden oder die Bezahlung der Miete. Diese Person handelt stellvertretend für Sie und stellt sicher, dass Ihre Wünsche beachtet werden.

Im Gegensatz dazu legt die Patientenverfügung konkret fest, welche medizinischen Maßnahmen, Behandlungen oder Therapien Sie im Notfall wünschen oder ablehnen. Während die Vorsorgevollmacht der benannten Person Entscheidungsspielraum gibt, definiert die Patientenverfügung Ihre medizinischen Wünsche detailliert und verbindlich.

Vorsorgevollmacht: Bestimmt, wer den Patienten beziehungsweise dessen Willen vertreten soll.

Betreuungsverfügung: Legt einen Betreuer für den Bedarfsfall fest. Diese Verfügung ist eine Alternative zur Vorsorgevollmacht, wenn keine Vertrauensperson zur Verfügung steht.

---

[1] Mustervorlage einer Patientenverfügung: https://www.bmj.de/SharedDocs/Downloads/DE/Formular/Patientenverfuegung_Textbausteine_pdf.html

Diese Formulare können im Internet beim Bundesministerium der Justiz heruntergeladen werden.[2]

Mein Mann zögerte zunächst, diese Dokumente zu unterschreiben. Eine befreundete Anwältin gab uns jedoch ein überzeugendes Argument, hier direkte Angehörige einzusetzen: Im schlimmsten Fall würde das Krankenhaus das Amtsgericht einschalten, um eine unbekannte dritte Person als Betreuer einzusetzen (in der Regel werden aber Angehörige bevorzugt). Der gerichtliche Weg kostet jedoch viel Zeit und eine fremde Person übernimmt möglicherweise die Befugnis.

Bei einem Krankenhausaufenthalt aufgrund einer schweren Diagnose sollten wichtige Dokumente wie Organspendeausweis, Testament und gegebenenfalls eine Sorgerechtsverfügung für die Kinder griffbereit sein. Ebenso gehören die Patientenverfügung, Vorsorgevollmacht und Bankvollmachten dazu. Am besten bewahren Sie diese Unterlagen übersichtlich in einer Mappe auf, zu der eine Vertrauensperson im Bedarfsfall Zugang hat.

Eine Generalvollmacht unter Partnern wird von einigen Banken nicht anerkannt. Daher ist es sinnvoll, zu zweit zur Bank zu gehen und Unterschriften für Vollmachten direkt zu hinterlegen oder die Generalvollmacht bei einem Notar beglaubigen zu lassen.

Generalvollmacht

Eine notarielle Generalvollmacht ermöglicht es, Rechtsgeschäfte bei Behörden und Banken auch über den Tod hinaus ohne Erbschein abzuwickeln. Allerdings umfasst sie keine familienrechtlichen Befugnisse. Zwar ist eine notarielle Beurkundung nicht immer notwendig, jedoch stellt sie sicher, dass die Vollmacht vom Gesetz, Bankinstituten und anderen öffentlichen Stellen als wirksam anerkannt wird. Um sicherzugehen, dass die Generalvollmacht im gesamten Rechtsverkehr – bei Banken, Behörden, Versicherungen, Krankenhäusern, bei steuerlichen Angelegenheiten, Immobilien- und

---

[2] Mustervorlage einer Vorsorgevollmacht: https://www.bmj.de/DE/service/formulare/form_vorsorgevollmacht/form_vorsorgevollmacht_node.html

Grundstücksgeschäften usw. – akzeptiert wird, sollte sie notariell beurkundet werden.

Nachteile einer Generalvollmacht

- **Missbrauchsgefahr:** Es gibt keine Kontrollinstanz, die den Bevollmächtigten überwacht.
- **Entschädigung:** Die Entschädigung des Bevollmächtigten ist oft nicht geregelt.
- **Versicherungsschutz:** Es besteht kein Versicherungsschutz für Bevollmächtigte.
- **Beratung:** Es gibt keine offizielle Beratungsstelle für Bevollmächtigte.

Eine Generalvollmacht ist, sofern nicht anders angegeben, per sofort, zeitlich unbegrenzt gültig, also auch über den Tod hinaus. Sie bleibt in Kraft, bis eventuelle Erben sie widerrufen. Ein Widerruf ist selbstverständlich auch zu Lebzeiten jederzeit möglich.

Was gehört alles in eine Generalvollmacht?

- Name, Geburtsdatum und Anschrift des Vollmachtgebers.
- Name, Geburtsdatum und Anschrift des Bevollmächtigten.
- Inhalt und Umfang der Vollmacht.
- Unterschrift des Vollmachtgebers mit Ort und Datum, ggf. Beglaubigung durch einen Notar.

Nicht alles ist erlaubt – die Grenzen der Generalvollmacht

- Die Schließung oder Scheidung einer Ehe kann **nicht** veranlasst werden.
- Der Generalbevollmächtigte **darf nicht** in Ihrem Namen das Wahlrecht ausüben.
- Das Verfassen Ihres letzten Willens bleibt ebenso Ihre Aufgabe.

Wenn der Partner oder die Partnerin Informationen von den behandelnden Ärzten einholen möchte, muss der Patient dafür sein Einverständnis geben. Die Tatsache, verheiratet oder verwandt zu sein, entbindet die Ärzte von ihrer Schweigepflicht gegenüber dem Patienten nicht.

Zentrales Vorsorgeregister (ZVR)

Das Zentrale Vorsorgeregister der Bundesnotarkammer speichert zentrale Informationen zu Vorsorgevollmachten, Betreuungsverfügungen und Patientenverfügungen, um unnötige gesetzliche Betreuungen zu vermeiden. Die Registrierung ist seit 2005 für privatschriftliche Vollmachten, seit 2009 für Betreuungsverfügungen und seit 2023 auch für Patientenverfügungen ohne Vorsorgevollmacht sowie Widersprüche gegen das Ehegattennotvertretungsrecht möglich.

Registrierung und Inhalte

- Erfasst wird nicht die Urkunde selbst, sondern ihr wesentlicher Inhalt:
    - Geregelte Vorsorgeangelegenheiten,
    - Aufbewahrungsort,
    - Daten des Vorsorgenden und
    - Daten der Vertrauensperson(en).
- Die Registrierung ersetzt keine eigenständige Vorsorgeurkunde.

Abfrage und Nutzung

- Gerichte und seit 2023 auch Ärzte können das Register einsehen.
- Private Dienstleister werden nicht kontaktiert.
- Registrierte erhalten eine ZVR-Card als Hinweis auf ihre Verfügung.
- Die Vertrauensperson wird schriftlich informiert und kann ihre Daten löschen lassen.

Gebühren und Zahlungsweise

- Die einmalige Registrierungsgebühr (Stand 2025) hängt von der Antragsart und Zahlungsweise ab (Änderungen und Löschungen sind gebührenfrei):

Zahlungsweise	Online-Registrierung	Registrierung per Post
Lastschrift	20,50 €	23,50 €
Überweisung	23,00 €	26,00 €
Je zusätzliche Vertrauensperson	3,50 €	4,00 €

Für rechtliche Fragen wird eine Beratung durch Notar oder Anwalt empfohlen.

Diese Vorkehrungen mögen in einer ohnehin belastenden Situation zusätzliche Mühe bedeuten, doch sie schaffen Klarheit und Sicherheit für alle Beteiligten für die kommende Zeit.

	Erledigt?	
Betreuungsverfügung oder Vorsorgevollmacht einholen, evtl. beim ZVR hinterlegen	O ja	O nein
Patientenverfügung einholen	O ja	O nein
Organspendeausweis, Testament, Sorgerechtsverfügung	O ja	O nein
Einverständnis für Arztgespräche einholen	O ja	O nein
Bei allein Lebenden **Zweitschlüssel** für die Wohnung jemanden anvertrauen	O ja	O nein

*Gleich am Anfang wurde uns klar, dass an die Rückkehr meines Mannes in die berufliche Selbständigkeit so schnell nicht zu denken ist. Für alle **Selbständigen** gilt daher:*

Kontakt zum **Steuerberater** aufnehmen   Erledigt?

Einkommensteuervorauszahlungen reduzieren   O ja   O nein
oder
Aussetzen beim Finanzamt beantragen   O ja   O nein

evtl. Prokura einem Vertrauten in einer Firma über- O ja   O nein
tragen

Gesprächsnotiz für das Gespräch mit dem Steuerberater

Name: Datum:

_____

_____

Themen:

_____

_____

_____

_____

_____

Ergebnis:

_____

_____

_____

_____

_____

_____

Krankenkasse

Wenn eine Rückkehr in den Beruf aufgrund einer schweren Erkrankung unbestimmt oder aussichtslos ist, ist es essentiell, rechtzeitig Unterstützung bei der Krankenkasse zu suchen. Dabei sollten Sie darauf hinweisen, dass Ihre Beiträge an die Krankenkasse entsprechend Ihren reduzierten Einkünften angepasst werden. Dies ist besonders wichtig für Selbständige, da ihre Einkommenssituation stark variieren kann oder ganz pausiert. Eventuell können die Beiträge auf einen Mindestbeitrag reduziert werden.

Als Selbstständiger haben Sie keinen automatischen Anspruch auf Krankengeld, wenn Sie länger krank sind. Um in einem solchen Fall finanziell abgesichert zu sein, müssen Sie eigenständig Vorsorge treffen. In der gesetzlichen Krankenversicherung besteht die Möglichkeit, sich mit einem zusätzlichen Beitrag abzusichern und dadurch Anspruch auf Krankengeld zu erhalten. Es lohnt sich, diese Option zu prüfen und gegebenenfalls in Anspruch zu nehmen, um im Krankheitsfall einen Lohnausgleich zu erhalten und finanzielle Engpässe zu vermeiden.

Weitere Infos zum Krankengeld ab Seite 96.

Für privat Versicherte ist ein Notlagentarif vorgesehen, der bei finanzieller Not einen Mindestschutz bietet. Der Beitrag für diese Krankenversicherung richtet sich nach den angesammelten Altersrückstellungen und der Versicherungsdauer und liegt etwa bei monatlich 100 €. Dieser Tarif greift, wenn durch Mahnverfahren rückständige Beiträge entstehen.

	Erledigt?	
Nehmen Sie Kontakt zur **Krankenkasse** auf: Krankenkassenbeitrag auf Mindestbeitrag herabsetzen für hauptberuflich selbstständige Personen bei sozialer Härte	O ja	O nein
ev. Gespräch mit dem Arbeitgeber	O ja	O nein

Gesprächsnotiz für das Gespräch mit der Krankenkasse

Name: _____ Datum: _____

_____

Themen:
_____
_____
_____
_____

Ergebnis:
_____
_____
_____
_____
_____
_____
_____
_____
_____
_____
_____
_____
_____
_____

Konto und Bankdaten

Es ist wichtig, im Ernstfall Ihre Bankdaten sorgfältig zu überprüfen und gegebenenfalls zu aktualisieren. Dazu gehört, die PIN und die Zugangsdaten der Konten einer Vertrauensperson mitzuteilen. Dies ermöglicht Ihnen, dass weiterhin Überweisungen getätigt, Rechnungen bezahlt und Kontobewegungen geprüft werden können.

Darüber hinaus sollten Sie mit Ihrer Bank Kontakt aufnehmen, um zu klären, ob eine "Vollmacht über den Tod hinaus" besteht, wenn dies bis zum jetzigen Zeitpunkt noch nicht erfolgt ist. Diese Vollmacht stellt sicher, dass eine berechtigte Person auch nach Ihrem Tod Zugriff auf Ihr Konto hat und notwendige finanzielle Angelegenheiten regeln kann. Es ist ratsam, diese Vollmacht zu überprüfen und gegebenenfalls anzupassen, um sicherzustellen, dass Ihre finanziellen Angelegenheiten in Ihrem Sinne geregelt werden.

Klären Sie mit der Bank, ob eine Vollmacht über den Tod hinaus besteht.

	Erledigt?	
Zugang zu Konten durch Vertrauensperson klären	O ja	O nein
PINs und Zugangsdaten von PC, Tablet etc.	O ja	O nein
Kontakt mit der **Bank** aufnehmen, Vollmacht über den Tod hinaus	O ja	O nein
Eventuell **Lastschriften** bei der Bank kündigen	O ja	O nein

Eigene Notizen

Zweitmeinung einholen

Wenn man mit einer schweren Erkrankung konfrontiert wird, kann der Schock überwältigend sein und die Akzeptanz der Entscheidungen der Ärzte wird oft schnell und ohne viel Zeit zur Reflexion getroffen. Doch es ist selten zu spät, eine Zweitmeinung einzuholen, und es kann in vielen Fällen äußerst wertvoll sein.

Seit dem 1. Januar 2016 haben Patienten per Gesetz Anspruch auf eine unabhängige, kostenlose ärztliche Zweitmeinung. Dies bedeutet, dass Sie jederzeit die Möglichkeit haben, eine weitere Meinung zu Ihrer Diagnose und den vorgeschlagenen Behandlungsoptionen einzuholen ohne zusätzliche Kosten. Abhängig von Ihrem Befund benötigen die Ärzte für eine fundierte Zweitmeinung sämtliche Unterlagen über den Patienten wie Röntgen-, CT-, MRT-Bilder sowie Laborbefunde, EKG und Arztbriefe.

Auch wenn Sie keine Mediziner im Bekanntenkreis haben, lohnt es sich, Ihr persönliches Netzwerk zu nutzen. Oft kennt jemand jemanden, der einen Facharzt empfehlen kann.

Es ist ratsam, sich von allen Röntgen-, CT- und MRT-Aufnahmen eine digitale Kopie aushändigen zu lassen oder digitale Zugangsdaten zu bekommen. Auch OP-Berichte und Histologie-Ergebnisse sollten Sie anfordern oder an Ihren Hausarzt senden lassen. Diese Unterlagen sind essentiell für die Ärzte, die eine Zweitmeinung abgeben sollen.

In unserem Fall führte uns diese Kettenverbindung über mehrere Ecken nach Norddeutschland, wo wir schließlich eine kompetente Zweitmeinung erhielten. Wir haben einen Termin in einer Tumorsprechstunde einer Universitätsklinik wahrgenommen. Diese zusätzliche Meinung hat uns sehr geholfen: Zum einen erhielten wir die Bestätigung der bereits vor Ort vorgeschlagenen Therapie, zum anderen bekamen wir eine alternative Einschätzung der Prognose mit der Möglichkeit einer erneuten Operation zu einem späteren Zeitpunkt. Zu dem Gespräch begleitete mich mein Sohn, mein Mann war noch in der Kurzzeitpflege. Für die Einholung der Zweitmeinung benötigten wir lediglich eine Überweisung vom Hausarzt und einen Termin in der spezialisierten Klinik.

Eine Zweitmeinung kann nicht nur die Alternativen Ihrer Therapiemöglichkeiten erweitern, sondern auch dazu beitragen, dass Sie sich sicherer und informiert fühlen. Zögern Sie daher nicht, diese Möglichkeit in Anspruch zu nehmen.

	Erledigt?	
Alle Vorbefunde und Arztbriefe bei den behandelnden Ärzten anfordern	O ja	O nein
Arzt bzw. Praxis für Zweitmeinung finden	O ja	O nein
Überweisung vom Hausarzt anfordern	O ja	O nein
Termin zur Zweitmeinung vereinbaren	O ja	O nein

Gesprächsnotiz für die Zweitmeinung

Name: Datum:

_____

Themen:

_____

_____

_____

_____

_____

_____

Ergebnis:

Eigene Notizen

Reaktionsphase

Nach dem ersten Schock der Diagnose einer schweren Krankheit beginnt für viele Patienten und ihre Angehörigen die Reaktionsphase. In dieser zweiten Phase tritt langsam die Realität ins Bewusstsein. Die Betroffenen fangen an, die Situation zu begreifen und emotional zu verarbeiten. Diese Phase kann von intensiven Gefühlen wie Trauer, Wut oder Angst begleitet sein. Das Bewusstsein darüber, dass sich das Leben grundlegend verändert hat, wird klarer, und die ersten Schritte zur Bewältigung der Krise werden unternommen.

Diese Phase ist geprägt von der aktiven Auseinandersetzung mit der neuen Lebenssituation und der Suche nach geeigneten Unterstützungsmaßnahmen. In diesem Kapitel erfahren Sie, welche Schritte und Ressourcen Ihnen in dieser herausfordernden Zeit zur Verfügung stehen, um den Alltag bestmöglich zu bewältigen und sich auf die kommenden Veränderungen vorzubereiten.

Ein zentraler Punkt in dieser Phase ist die Einstufung des Pflegegrads. Die Feststellung des Pflegegrads ermöglicht den Zugang zu verschiedenen Unterstützungsleistungen, die auf die individuellen Bedürfnisse des Patienten abgestimmt sind. Von der ambulanten Pflege bis hin zu finanziellen Hilfen – die Pflegegradeinstufung ist der erste Schritt, um die notwendige Unterstützung zu erhalten.

Für viele Betroffene ist die Organisation von Kurzzeitpflege eine wertvolle Entlastung. Kurzzeitpflege bietet eine temporäre Unterbringung und Versorgung in einer Pflegeeinrichtung, was den pflegenden Angehörigen eine dringend benötigte Pause verschafft und gibt dem Erkrankten weiterhin professionelle Unterstützung in der Heilungsphase. Diese Maßnahme kann in verschiedenen Situationen hilfreich sein, sei es nach einem Krankenhausaufenthalt oder in Krisenzeiten, in denen eine häusliche Pflege kurzfristig nicht möglich ist.

Ein weiterer wichtiger Aspekt in der Reaktionsphase ist bei Krebspatienten die Unterstützung durch die Psychoonkologie. Die psychoonkologische Betreuung hilft Patienten und ihren Familien, die emotionalen und psychischen Herausforderungen der Krebserkrankung zu bewältigen. Durch gezielte Gespräche und therapeutische Maßnahmen können Ängste und Belastungen reduziert und ein besserer Umgang mit der Krankheit erreicht werden.

Schließlich sind Hospizinitiativen eine wertvolle Ressource für Menschen, die sich in einer fortgeschrittenen Phase der Krankheit befinden. Hospize bieten eine umfassende Betreuung, die sich nicht nur auf die medizinische Versorgung, sondern auch auf die emotionale und mentale Begleitung konzentriert. Ziel ist es, die Lebensqualität des Patienten zu verbessern und ein würdevolles Leben bis zum Schluss zu ermöglichen.

Dieses Kapitel soll Ihnen einen Überblick über die vielfältigen Unterstützungsangebote geben, die Ihnen in der Reaktionsphase zur Verfügung stehen. Indem Sie diese Ressourcen nutzen, können Sie die Herausforderungen der Krankheit besser bewältigen und sich und Ihre Angehörigen bestmöglich auf die kommenden Schritte vorbereiten. Wir hoffen, dass die folgenden Informationen Ihnen helfen, diese Zeit mit mehr Klarheit und Zuversicht zu durchleben.

Mein Mann wurde sowohl an der Lunge als auch im Bauchraum operiert und bemühte sich, wieder auf die Beine zu kommen. In Gesprächen mit den Ärzten wurde uns vor der zeitnahen Entlassung Mut gemacht, dass er ein relativ normales Leben führen könne. Trotz dieser positiven Aussichten empfahlen die Ärzte, dass mein Mann nach der Operation noch eine Zeit intensiver Pflege zuhause benötigt. Da ich selbst an Multipler Sklerose erkrankt bin und unsere Wohnung nicht für Pflegezwecke ausgestattet ist, hatte ich große Bedenken.

Die Aufgabe der Chirurgen ist nach der erfolgreichen Operation und Beobachtung der beginnenden Wundheilung beendet. Das bedeutet jedoch nicht, dass der Patient zum Zeitpunkt der Entlassung in der Lage ist, sich rund um die Uhr selbst zu versorgen. Ambulante Pflegedienste leisten zwar viel Gutes, aber in unserer Situation empfand ich die Versorgung von dreimal täglich, insbesondere nach einer großen OP, als nicht ausreichend.

Daher nahm ich Kontakt zu einem Seniorenwohnheim auf, das auch eine Pflegeabteilung mit palliativmedizinischer Versorgung hat. In einem ausführlichen Gespräch wurden mir nicht nur das Haus und die Zimmer gezeigt, sondern auch die Finanzierungsmöglichkeiten erläutert. Das Schlüsselwort hierbei ist: „Kurzzeitpflege". Dafür ist die Einstufung des Pflegegrads notwendig (Erläuterung im nächsten Kapitel). In der Kurzzeitpflege (8 Wochen pro Jahr) sind die Patienten rundum versorgt und müssen nur die Dinge mitbringen, die sie auch in ein Hotel mitnehmen würden, wie Kleidung, Schlafanzug, Morgenmantel, Jogginghose und Kulturtasche. Für uns war es besonders hilfreich, dass sogar unser Hund Alba in dieser Einrichtung mit aufs Zimmer durfte - sehr zur Freude übrigens auch sämtlicher Bewohner. Wir richteten eine Decke für Alba her, sodass auch sie einen Platz hatte. Für meinen Mann war das medizinische Krankenbett mit all seinen Funktionen eine große Erleichterung.

In Deutschland wird zudem auch eine **spezialisierte ambulante Palliativversorgung (SAPV)** angeboten, die palliativmedizinische und palliativpflegerische Leistungen im eigenen häuslichen Bereich anbietet.

Das Krankenhauspersonal äußerte mir gegenüber, dass es nicht in Ordnung sei, meinen Ehemann „ins Heim abzuschieben". Meine Empfehlung an dieser Stelle lautet: Hören Sie einzig und allein auf sich selbst und entscheiden Sie innerhalb der Familie, was Sie leisten können. Diese Entscheidung kann Ihnen niemand abnehmen. Die Pflegerinnen im Seniorenwohnheim kümmerten sich sehr wertschätzend um meinen Mann, und er war rundum versorgt. Die Stütze über dem Bett erleichterte ihm das Aufstehen erheblich, und geschultes Personal half ihm bei der Körperpflege. Ich habe meinem Mann gegenüber klar kommuniziert, dass dies nur ein zeitlich begrenzter Aufenthalt ist und er selbstverständlich im körperlich besseren Zustand sofort wieder nach Hause kommt.

„Die Lösung des Problems liegt immer in einem selbst."

Hören Sie in sich hinein und überlegen Sie, ob Sie die Pflege leisten können – räumlich, kräftemäßig und psychisch.

Meine Tochter entschied für sich, dass sie eine häusliche Pflege, wie sie die Ärzte vorgeschlagen haben, rund um die Uhr zu diesem Zeitpunkt nicht leisten könne. Sie wollte die Zeit qualitativ nutzen und dafür die notwendige Kraft haben, die ihr durch die Pflege genommen worden wäre.

Jeder hat das Recht, eine Entscheidung zu treffen, bei der er oder sie sich wohlfühlt. Auch innerhalb der Familie wird hierfür viel Verständnis und Akzeptanz benötigt.

Die Beantragung des Pflegegrads wurde noch während des stationären Aufenthaltes meines Mannes über den Sozialdienst des Krankenhauses in die Wege geleitet.

	Erledigt?	
Kontakt zum **Sozialdienst des Krankenhauses** aufnehmen und die **Einstufung eines Pflegegrads** beantragen	O ja	O nein
Ggf. nachfragen, wie weit die Beurteilung ist	O ja	O nein
Pflegeplatz für Kurzzeitpflege organisieren	O ja	O nein

Gesprächsnotiz für das Gespräch mit dem Sozialdienst des Krankenhauses

Name: Datum:

_____

Themen:

_____

_____

_____

_____

_____

_____

_____

Ergebnis:

_____

_____

_____

_____

_____

_____

_____

Kurzzeitpflege bei fehlendem Pflegegrad – § 39c SGB V

Seit Januar 2016 haben Sie Anspruch auf bis zu vier Wochen **Kurzzeitpflege**, auch ohne Pflegegrad. Diese Unterstützung greift nach einem Krankenhausaufenthalt, wenn eine Rückkehr nach Hause noch nicht möglich ist und ambulante Pflege nicht ausreicht. Ihre Krankenversicherung übernimmt die Kosten für pflegerische Leistungen, **Verpflegung, Unterkunft und Investitionskosten** tragen Sie jedoch selbst.

Akute Einstufung des Pflegegrads und Kurzzeitpflege

Die Einstufung des Pflegegrads erfolgt oft schon während des stationären Krankenhausaufenthaltes als Eilantrag nach Aktenlage und sollte idealerweise bis zur ersten fälligen Zahlung an das Wohnheim, wo die Kurzzeitpflege stattfindet, abgeschlossen sein. Die Kurzzeitpflege wird von den Pflegekassen finanziert. Ein Pflegerad 2 oder höher ist dafür Voraussetzung. Es ist ratsam, in Abständen bei ausstehendem Bescheid über den Pflegegrad nachzufragen, da auch die Mitarbeiter des Sozialdienstes krank werden oder Urlaub haben können, wodurch Ihr Antrag unbeabsichtigt liegen bleiben könnte.

Achten Sie darauf, dass alle notwendigen Unterlagen rechtzeitig eingereicht und bearbeitet werden, um Verzögerungen bei der Unterstützung zu vermeiden.

Übergangspflege

Falls nach der Klinik mehr Unterstützung nötig ist, sprechen Sie frühzeitig mit dem Sozialdienst über eine Übergangspflege. Diese kann bei Bedarf auch verlängert werden. (siehe auch Seite 171)

TIPP: Melden Sie während des stationären Krankenhausaufenthaltes Kurzzeitpflege in einer entsprechenden Einrichtung an. Zum einen sind die Plätze rar, zum anderen erfolgt die Entlassung aus dem Krankenhaus manchmal schneller als erwartet.

	Erledigt?	
Kontakt zu **Pflegeeinrichtungen** aufnehmen	O ja	O nein
Besichtigung vereinbaren	O ja	O nein

Pflegeeinrichtungen in meiner Nähe:

Name	*Name*
Tel.	*Tel.*
Adresse	*Adresse*
Name	*Name*
Tel.	*Tel.*
Adresse	*Adresse*
Name	*Name*
Tel.	*Tel.*
Adresse	*Adresse*

Unterstützung durch Psychoonkologie und Hospizinitiativen

Es ist sehr hilfreich, frühzeitig um einen Kontakt zur Psychoonkologie zu bitten. Diese kompetente psychologische Betreuung kann in der Krisensituation einer schweren Krebserkrankung wesentlich zur Genesung und emotionaler Stabilität beitragen. Nach der Entlassung aus dem Krankenhaus kann es jedoch schwierig sein, Termine in niedergelassenen Praxen zu erhalten. In manchen Krankenhäusern besteht die Möglichkeit, akut Kontakt zu einem Seelsorger aufzunehmen.

In unserem Fall konnte ich die Unterstützung einer Hospizinitiative unserer Kirchengemeinde in Anspruch nehmen. Dort erhielt ich zeitnah einen Termin für ein Gespräch zur Fallaufnahme. Eine sehr kompetente Mitarbeiterin, die im Umgang mit Schwerkranken geschult ist, besuchte mich zuhause, um mir Hilfestellung anzubieten. Wir sprachen darüber, wie ich das Thema Krebs mit meinem Mann ansprechen kann. Besonders wertvoll empfand ich die Stärkung, die mir dieses Gespräch in meiner Krisensituation gab.

Mein Mann war offen für mentale, spirituelle und esoterische Hilfe und hat sich während der Chemotherapie intensiv damit beschäftigt. In dieser Zeit habe ich lernen und annehmen dürfen, dass mein Mann den Zeitpunkt und die Themen zu einem Gespräch vorgibt. Er entscheidet, wann er über welche Themen sprechen möchte.

Die Gespräche mit dem Hospizdienst und einer Freundin aus der Kirchengemeinde halfen mir sehr, auch wenn es mir oft schwer fiel, diese Hilfe anzunehmen. Nur wer selbst stark ist, kann anderen Kraft geben. Denken Sie an sich selbst und suchen Sie sich etwas, was Ihnen Ablenkung und Kraft gibt. Jeder Mensch trauert und verarbeitet anders. Nehmen Sie sich den Raum, den Sie brauchen: machen Sie Sport, gehen Sie in die Natur und/ oder treffen Sie Menschen und finden Wege, auf andere Gedanken zu kommen. Das hat mir in dieser schweren Zeit sehr geholfen.

	Erledigt?	
Kontakt zur **Psychoonkologie** aufnehmen und Termin vereinbaren	O ja	O nein
Trauerbegleiter, **Seelsorger oder andere psychosoziale Hilfen** in der Umgebung suchen (s. Tabelle mit den Kontakten)	O ja	O nein

Trauerbegleiter in meiner Nähe:

Kirchliche Einrichtung	Kloster
Hospiz	Weitere

Eigene Notizen

_____

_____

_____

_____

_____

_____

_____

_____

_____

_____

Bearbeitungsphase

Die dritte Phase einer Krise wird als Bearbeitungsphase bezeichnet. In dieser Phase beginnen die Betroffenen, die Krise aktiv zu verarbeiten und erste Schritte zur Wiederherstellung ihres inneren Gleichgewichts zu unternehmen. Man beginnt, das Geschehene zu akzeptieren und sich mit den neuen Lebensumständen auseinanderzusetzen. Diese Phase ist geprägt von einem langsamen Wiederaufbau und der Suche nach neuen Wegen und Lösungen in Eigenverantwortung. Es ist eine Zeit der Heilung und der schrittweisen Wiederherstellung der eigenen Stabilität.

Für Patienten, die eine schwere Krankheit diagnostiziert bekommen haben, ist die Bearbeitungsphase eine Zeit intensiver Auseinandersetzung und praktischer Organisation. In dieser Phase steht die konkrete Umsetzung und Beantragung langfristiger, notwendiger rechtlicher und finanzieller Unterstützungen im Vordergrund. Dieses Kapitel bietet Ihnen eine umfassende Orientierung und wertvolle Hinweise, wie Sie die verschiedenen Anträge und Bescheinigungen erfolgreich bearbeiten können, um Ihre Situation zu stabilisieren und Ihre Lebensqualität zu sichern.

Indem Sie diese Schritte sorgfältig und systematisch angehen, können Sie die rechtlichen und finanziellen Aspekte Ihrer Erkrankung besser bewältigen und sich auf Ihre Gesundheit und Ihr Wohlbefinden konzentrieren. Wir hoffen, dass die folgenden Informationen Ihnen dabei helfen, diese anspruchsvolle Phase mit mehr Klarheit und Zuversicht zu durchleben.

Zusätzlich können spezifische Empfehlungen bei laufender Therapie, z. B. eine Chemotherapie, hilfreich sein, um diese Zeit bestmöglich zu bewältigen. Es ist wichtig, sich über die Nebenwirkungen und den Verlauf der Chemotherapie gut zu informieren und entsprechende Maßnahmen zur Unterstützung der körperlichen und psychischen Gesundheit zu ergreifen. Dazu gehören eine angepasste Ernährung, ausreichende Ruhephasen und der Austausch mit medizinischen Fachkräften über mögliche Linderung bei Nebenwirkungen.

Ein wichtiger Schritt ist der Antrag auf einen Schwerbehindertenausweis. Dieser Ausweis bietet Ihnen zahlreiche Vorteile und Erleichterungen im Alltag, wie beispielsweise steuerliche Vergünstigungen, zusätzliche Urlaubstage, Kündigungsschutz oder auch spezielle Vergünstigungen bei der Bahn oder der KFZ Versicherung. Der Ausweis kann bei der zuständigen Behörde beantragt werden, und es ist hilfreich, alle relevanten medizinischen Unterlagen und Atteste beizufügen, um den Antrag zu unterstützen. In Niedersachsen ist es das niedersächsische Landesamt für Soziales, Jugend und Familie. Welche Behörde für Ihr Bundesland zuständig ist, finden Sie auf Seite 116.

Zusätzlich sollten Sie sich wichtige Atteste und Bescheinigungen von Ihren behandelnden Ärzten besorgen. Diese Dokumente sind unerlässlich für verschiedene Anträge und helfen Ihnen, Ihre gesundheitliche Situation zu belegen. Besonders für den Antrag auf Erwerbsminderungsrente sind ausführliche medizinische Unterlagen notwendig, um den Grad Ihrer Erwerbsminderung zu bestätigen.

Der Antrag auf Erwerbsminderungsrente ist oft ein komplexer und langwieriger Prozess, bei dem rechtlicher Beistand sehr hilfreich sein kann. Ein erfahrener Anwalt für Sozialrecht kann Ihnen dabei helfen, den Antrag korrekt zu stellen und gegebenenfalls Widerspruch einzulegen, falls Ihr Antrag abgelehnt wird. Die Erwerbsminderungsrente sichert Ihnen ein Einkommen, wenn Sie aufgrund Ihrer Krankheit nicht mehr in der Lage sind, voll zu arbeiten.

Für Menschen mit Schwerbehinderung gibt es außerdem die Möglichkeit, eine vorzeitige Altersrente zu beantragen. Diese Rente kann unter bestimmten Voraussetzungen früher als die reguläre Altersrente in Anspruch genommen werden und bietet eine finanzielle Absicherung in einer schwierigen Lebensphase.

Darüber hinaus ist es wichtig, sich mit finanziellen Tipps vertraut zu machen, die Ihnen helfen können, die wirtschaftlichen Herausforderungen zu meistern. Dies umfasst die Krankenkassenbeiträge und Medikamentenkosten.

Ein weiterer relevanter Punkt in dieser Phase ist die endgültige Pflegegradeinstufung, bzw. die grundlegende Frage, ob ein Pflegegrad nötig und gewünscht ist. Wenn Ihre Krankheit eine intensive Pflege erfordert, ist die Feststellung des Pflegegrads entscheidend, um entsprechende Pflegeleistungen zu erhalten. Dies kann sowohl finanzielle Unterstützung als auch praktische Hilfe durch ambulante Pflegedienste oder Pflegeeinrichtungen umfassen.

Dieses Kapitel soll Ihnen helfen, die zahlreichen bürokratischen Hürden zu meistern und die notwendigen Anträge und Bescheinigungen erfolgreich zu bearbeiten. Indem Sie diese Schritte sorgfältig und systematisch angehen, können Sie die rechtlichen und finanziellen Aspekte Ihrer Erkrankung besser bewältigen und sich auf Ihre Gesundheit und Ihr Wohlbefinden konzentrieren. Wir hoffen, dass die folgenden Informationen Ihnen dabei helfen, diese anspruchsvolle Phase mit mehr Klarheit und Zuversicht zu durchleben.

Atteste, Rezepte, Bescheinigungen und Arztbriefe

Mein Mann wurde vom Krankenhaus in der Stadt in ein Pflegeheim zur Kurzzeitpflege bei uns in die Kleinstadt verlegt. Diese Veränderung brachte uns viele Vorteile: Ich hatte ihn näher bei mir und sparte mir die tägliche Anreise und Rückfahrt vom Krankenhaus. Ein großer Segen war - wie bereits erwähnt, dass unser Hund Alba mit ins Heim durfte und uns viel Freude schenkte.

Ein weiteres Highlight war unser traditionelles Sonntagsritual. Wir aßen immer frische Brötchen mit Pastete und tranken dazu Sekt und Kaffee. Am ersten Sonntag im Pflegeheim überraschte ich meinen Mann mit einem Picknickkorb gefüllt mit den gewohnten Leckereien – zwar ohne Sekt, aber dennoch festlich. So versuchten wir, unser Familienleben mit Ritualen so weit wie möglich fortzuführen. Das Pflegeheim unterstützte uns dabei, vieles möglich zu machen. Unsere Söhne organisierten für ihren Vater Video-Abende, bei denen sie bis spät in die Nacht Filme schauten und Pizza bestellten. Das einzige, was das Heim nicht bieten konnte, war WLAN. Die Pflegerin war überrascht über unsere Nachfrage, da „das hier noch niemand gefragt hat". Im Nachhinein war das sogar gut, denn es förderte die zwischenmenschlichen Kontakte und das Miteinander.

Mein Mann war nun auch bereit, Freunde zu empfangen, was für mich eine große Erleichterung war. Ich musste die Wohnung nicht perfekt haben und keinen Kaffee bereithalten – das Café im Heim übernahm das für uns.

In dieser Zeit organisierte ich auch weitere wichtige Dinge. Ich informierte den Hausarzt über den Verlauf der Erkrankung und bat um Rezepte für einen Rollstuhl und einen Rollator. Die Überweisung zum Onkologen wurde durch eine Verordnung für Krankenbeförderung ergänzt, um die regelmäßigen Taxifahrten zur Chemotherapie und zurück zu gewährleisten. Auch für die Nachuntersuchungen nach der Chemotherapie (Staging) wurden diese Fahrten genehmigt.

Zusätzlich holte ich ein Attest zur Unterbrechung des Fitnessstudio-Vertrags meines Mannes ein, damit die monatlichen Beiträge pausiert werden konnten.

Mit der Möglichkeit der Kurzzeitpflege konnte ich sicherstellen, dass alles Notwendige organisiert war und mein Mann bestmöglich versorgt wurde.

Für die Dokumentation und weitere Anträge ist es entscheidend, sämtliche Arzt- und Entlassungsbriefe sowie die Adressen der behandelnden Ärzte zu sammeln. Diese Unterlagen sind notwendig, um den Verlauf der Behandlung nachzuvollziehen und die erforderlichen Anträge stellen zu können. **Bitte lesen Sie alle Befundberichte und Arztbriefe, ob alles korrekt beschrieben ist.**

Die Chemotherapie begann etwa drei Wochen nach der Operation. Die Ärzte warteten, bis die Wunde verheilt war, um die Wundheilung durch die Chemo nicht zu beeinträchtigen. In dieser Zeit hat mein Mann viel geschlafen, ist kaum aufgestanden und hat wenig gegessen. Die Narben der OP bereiteten ihm ebenfalls Schwierigkeiten.

Mit der Zeit wurde mein Mann jedoch zusehends mobiler. Etwa 3 ½ Wochen nach der „Wiedereingliederung" konnte er wieder ganz nach Hause kommen, was eine positive Entwicklung war. Wir nannten diesen Prozess Wiedereingliederung, da er am Wochenende für ein paar Stunden versuchsweise nach Hause kam. Diese Aufenthalte wurden schrittweise verlängert, um *zu prüfen, ob ich die Betreuung alleine bewältigen kann, denn mein Mann verweigerte jede Form von externen Hilfen.*

Sollten die bewilligten Tage für die Kurzzeitpflege nicht ausreichen, besteht die Möglichkeit, eine Verlängerung im Rahmen der Verhinderungspflege zu beantragen (siehe gesondertes Kapitel Seite 163). Seit 2025 gibt es ein gemeinsames Jahresbudget für beide Pflegeformen. Diese zusätzliche Unterstützung kann in solchen Situationen sehr hilfreich sein, um eine kontinuierliche und angemessene Betreuung zu gewährleisten.

	Erledigt?	
Rezept für einen Rollstuhl und / oder einen Rollator oder andere Hilfsmittel beim Hausarzt besorgen	O ja	O nein
Überweisung zu anderen Fachärzten wie Onkologie, Strahlentherapie etc. einholen	O ja	O nein
Verordnung einer Krankenbeförderung für eine ambulante Behandlung auf Dauer bei der Krankenkasse beantragen	O ja	O nein
Attest zur Unterbrechung für das Fitnessstudio bzw. Vereine etc. besorgen und verschicken.	O ja	O nein
Arzt- und Entlassungsbriefe des stationären Krankenhausaufenthaltes zusammentragen, ggf. digitalisieren	O ja	O nein
Adressen der behandelnden Ärzte beifügen	O ja	O nein
Ggf. Verlängerung im Pflegeheim im Rahmen einer Verhinderungspflege beantragen	O ja	O nein

Persönliche Empfehlungen während einer Chemotherapie

- **Windeln für Erwachsene:** Bei starkem Durchfall kann der Einsatz von Windeln für Erwachsene in Erwägung gezogen werden, um den Komfort zu erhöhen und peinliche Situationen zu vermeiden.

- **Wunschkost zubereiten:** Da sich der Geschmack und die Vorlieben während einer Chemotherapie häufig ändern, ist es wichtig, auf die aktuellen Wünsche des Patienten einzugehen und entsprechende Gerichte zuzubereiten. Achtung: Einige Lebensmittel dürfen während einer Chemotherapie nicht verzehrt werden, bitte den Arzt fragen.

- **Nebenwirkungen kommunizieren:** Es ist entscheidend, ehrlich mit dem Onkologen über die Nebenwirkungen der Chemotherapie zu sprechen. Der Arzt kann nur helfen, wenn er über alle Symptome und Nebenwirkungen informiert ist.

- **Ruhe und Ablenkung:** Achten Sie auf tägliche Ruhephasen, aber sorgen Sie auch für Ablenkung, soweit es der Betroffene verträgt. Ein ausgewogenes Maß an Ruhe und Aktivität kann den Heilungsprozess unterstützen.

- **Zeitpunkt für Gespräche:** Der Betroffene sollte bestimmen, wann und über welche Themen gesprochen wird. Respektieren Sie seinen Wunsch, die Gespräche über die Erkrankung und sowie alles, was das Ableben angeht, zu steuern oder gar abzulehnen.

- **Reisedokumente:** Falls eine kurze Reise möglich ist, nehmen Sie alle wichtigen Befunde, Berichte und eine Kopie des Chemo-Passes mit. So sind Sie im Falle eines medizinischen Notfalls bestens vorbereitet.

- Im Fall von **Haarausfall** durch eine Chemotherapie übernehmen die Krankenkassen die Kosten für eine **Perücke** oder gewähren zumindest einen finanziellen Zuschuss. Dafür ist eine ärztliche Verordnung erforderlich. Die Höhe des Zuschusses variiert je nach Krankenkasse.

Diese Tipps können helfen, die schwierige Zeit der Chemotherapie etwas erträglicher zu gestalten und den Betroffenen bestmöglich zu unterstützen.

Antrag auf einen Schwerbehindertenausweis

Einen Schwerbehindertenausweis zu beantragen, kann für Betroffene und deren Angehörige eine wichtige Unterstützung im Alltag sein. Hier erfahren Sie, wie Sie diesen Antrag stellen und welche Vorteile und Möglichkeiten im Alltag damit verbunden sind.

Antragstellung

Relativ frühzeitig habe ich mit dem Einverständnis und der Unterschrift meines Mannes online einen Antrag auf Schwerbehinderung gemäß dem 9. Buch SGB beim Niedersächsischen Landesamt für Soziales, Jugend und Familie gestellt. Das Amt bietet eine Online- Plattform für die Antragstellung an. Sie können dann auch den Status des Antrags jederzeit verfolgen.

Die dann bewilligte Schwerbehinderung gilt ab dem Zeitpunkt der Antragstellung.

Dem Antrag müssen alle relevanten Arzt- und Entlassungsbriefe sowie die Adressen der behandelnden Ärzte beigefügt werden. Befreien Sie Ihre Ärzte von der Schweigepflicht. Oft liegt dem Antrag eine Erklärung dazu bei. Alle Diagnosen, Haupt- Behinderung und andere Behinderungen sollten aufgeführt werden. Hier die Dokumente, die benötigt werden:

- **Unterlagen von Ärzten, Krankenhaus und Rehakliniken**

  - Alle Befunde
  - Alle Diagnosen
  - Gutachten der behandelnden Ärzte mit jeweiligem Behandlungszeitraum, Namen und Adressen
  - Dokumente über Krankenhaus- und Reha-Aufenthalte (z. B. Entlassungsberichte)

- EKG-/Laborberichte, Röntgen-, CT- und MRT- Bilder
- Beeinträchtigungen, wegen denen man die Schwerbehinderung beantragt

- **Bereits bestehende amtliche Gutachten**
  (z. B. von der Kranken-/Pflegekasse, dem Bezirksamt, den Rententrägern, der Agentur für Arbeit, usw.)

- **Anerkennungsbescheide von Arbeitsunfällen / Berufskrankheiten oder einer Kriegs-/ Wehrdienst-/ Zivildienstbeschädigung**
  (z. B. von der Berufsgenossenschaft, von Versorgungsämtern, der Unfallkasse)

- **Rentenbescheid, falls vorhanden**

- **Infos über bereits gestellte Anträge bei den verschiedenen sozialen Leistungsträgern**
  (z. B. Name der zuständigen Behörde, das Geschäftszeichen des Antrags, etc.)

- **Name und Anschrift von Sonder-/Förderschule und besuchten Werkstätten für Menschen mit Behinderungen**

- **Anerkennung eines Pflegegrads**

- **Schweigepflichtentbindung gegenüber behandelnden Ärzten**

Achtung: von Bundesland zu Bundesland unterscheiden sich die Anträge!

Ausfertigung des Schwerbehindertenausweises

Der Schwerbehindertenausweis wird in Deutsch und Englisch erstellt und hat die Größe einer Scheckkarte.

Auf dem Ausweis versehen mit einem Lichtbild und der Ausweisnummer ist der Grad der Behinderung, die zeitliche Befristung und gegebenenfalls ein Merkzeichen eingetragen (siehe Tabelle unten).

Mit dem Schwerbehindertenausweis und nur in Verbindung mit einer Wertmarke (auch Beiblatt genannt, Preis pro Jahr 104 €, Stand 01/2025) kann der Inhaber den bundesweiten, öffentlichen Nahverkehr kostenlos nutzen. Man kann sich aber auch für eine Ermäßigung (50%) der Kraftfahrzeugsteuer entscheiden. Voraussetzung ist ein Ausweisinhaber mit dem Merkzeichen "G" oder "Gl". Ausweisinhaber mit dem Merkzeichen "aG" können, falls ein Fahrzeug auf sie zugelassen ist, neben der Freifahrt im öffentlichen Personennahverkehr auch Anspruch auf Befreiung der Kraftfahrzeugsteuer geltend machen.

Übersicht über die auf dem Schwerbehindertenausweis vermerkten gesundheitlich Merkmale:

Merkzeichen	Erläuterung:
G	Bewegungsfähigkeit im Straßenverkehr erheblich eingeschränkt
aG	Außergewöhnliche Gehbehinderung
H	Hilflos
Bl	Blind
Gl	Gehörlos
B	Berechtigt zur Mitnahme einer Begleitperson
RF	Rundfunkbeitragsermäßigung und Telefongebührenermäßigung möglich
1. Kl	Berechtigt zur Nutzung der ersten Klasse der Deutschen Bahn mit Fahrkarte für die zweite Klasse (nur bei Versorgungsempfängern nach Bundesversorgungsgesetz oder Bundesentschädigungsgesetz)
TBl	Taubblind
B	Mitnahme einer Begleitperson im öffentlichen Personenverkehr (Menschen mit dem Merkzeichen G, Gl oder H)

Der Gesetzgeber sieht diesen Antrag als Nachteilsausgleich für Menschen mit Behinderungen vor. Jeder, der sich in einer solchen Situation befindet, sollte diese Möglichkeit auch wahrnehmen.

Sie können den Antrag persönlich beim Versorgungsamt (Außenstelle des Landessozialamtes), beim Bürgeramt der Stadt, bei Pflegestützpunkten, Sozialdiensten im Krankenhaus sowie in Rehakliniken, bei Sozialverbänden wie dem VdK (Verband der Kriegsbeschädigten, Kriegshinterbliebenen und Sozialrentner Deutschlands) und bei Schwerbehindertenvertretungen tun. Alternativ ist der Antrag online auch unter www.einfach-teilhaben.de verfügbar. Es ist ratsam, eine genaue Beschreibung der Beschwerden und Beeinträchtigungen beizufügen sowie ein Lichtbild. Sollten Sie Unterstützung beim Ausfüllen des Antrags benötigen, bietet das Versorgungsamt auf der Webseite ein hilfreiches Video an.

Nachteilsausgleich

Nachteilsausgleiche sind Unterstützungsmaßnahmen, die Menschen mit Behinderungen helfen, behinderungsbedingte Nachteile oder Mehraufwendungen auszugleichen und ihre gleichberechtigte Teilhabe am gesellschaftlichen Leben zu fördern. Sie orientieren sich an der Art und Schwere der Behinderung, dem Grad der Behinderung (GdB) und möglichen Merkzeichen im Schwerbehindertenausweis. Zu den zentralen Leistungen zählen steuerliche Erleichterungen, Mobilitäts- und Wohngeldförderungen sowie arbeitsrechtliche Vorteile wie der besondere Kündigungsschutz, zusätzlicher Urlaub und die Möglichkeit, Mehrarbeit abzulehnen.

Darüber hinaus unterstützen Nachteilsausgleiche Menschen mit Behinderungen bei der Wiedereingliederung ins Arbeitsleben, beispielsweise durch ein betriebliches Eingliederungsmanagement (BEM) oder technische Arbeitshilfen am Arbeitsplatz, die individuell angepasst werden können. Personen mit einem GdB ab 50 gelten als schwerbehindert und können einen Schwerbehindertenausweis beantragen, der viele dieser Leistungen ermöglicht. Für Menschen mit einem GdB zwischen 30 und 49 besteht die Möglichkeit einer Gleichstellung, wenn dies zur Sicherung des Arbeitsplatzes notwendig ist.

Neben staatlichen Nachteilsausgleichen bieten auch private Anbieter Vergünstigungen, etwa bei Veranstaltungen, Mitgliedschaften oder Spezialtarifen. Informationen hierzu sowie Unterstützung bei der Antragstellung erhalten Betroffene bei den zuständigen Behörden und Sozialverbänden wie dem SoVD (Sozialverband Deutschland).

Behinderten-Pauschbetrag

Abhängig vom Grad der Behinderung und zusätzlichen Beeinträchtigungen können Menschen mit Behinderungen einen steuerlichen Pauschbetrag beantragen. Dieser kann rückwirkend für bis zu vier Jahre geltend gemacht werden, sofern die Behinderung nachträglich festgestellt wird. Voraussetzung hierfür ist eine Bescheinigung des Versorgungsamts, die den Zeitpunkt des Eintritts der Behinderung dokumentiert. Auf dieser Grundlage erstattet das Finanzamt zu viel gezahlte Steuern.

Die Höhe des Behinderten-Pauschbetrags richtet sich nach dem Grad der Behinderung und dient dazu, die durch die Behinderung entstehenden Mehrkosten pauschal zu decken. Gemäß § 33b Abs. 3 EStG werden folgende Pauschbeträge festgelegt (Stand 01/2025):

Grad 20: 384 €

Grad 30: 620 €

Grad 40: 860 €

Grad 50: 1.140 €

Grad 60: 1.440 €

Grad 70: 1.780 €

Grad 80: 2.120 €

Grad 90: 2.460 €

Grad 100: 2.840 €

Besonderheiten:
Für Personen, die hilflos oder blind sind, sowie für Personen mit Pflegegrad 4 oder 5 erhöht sich der Pauschbetrag auf **7.400 €**.

Wichtige Hinweise:

- Der Behinderten-Pauschbetrag wird als Jahresbetrag gewährt, unabhängig davon, ob die Behinderung im Laufe des Jahres eintritt oder endet.

- Bei einer Veränderung des Grads der Behinderung innerhalb eines Jahres gilt der jeweils höhere Pauschbetrag.

- Bestehen mehrere Behinderungen, wird nur ein Pauschbetrag berücksichtigt, der alle Einschränkungen umfasst.

Der Pauschbetrag stellt sicher, dass Betroffene entlastet werden, ohne einzelne Kosten nachweisen zu müssen.

Fragen Sie hierzu Ihren Steuerberater oder das Versorgungswerk.

Ermäßigung auf Eintrittsgelder

In vielen öffentlichen Einrichtungen wie Museen, Kinos und Theatern erhalten Schwerbehinderte Ermäßigungen auf Eintrittsgelder.

Krankenkassenwechsel

Mit der Feststellung der Schwerbehinderung haben Privatversicherte bis zum 55. Lebensjahr die Möglichkeit, innerhalb von drei Monaten nach Feststellung in eine gesetzliche Krankenkasse zu wechseln. Leider akzeptieren nicht alle gesetzlichen Krankenkassen neue Antragsteller in solch einer Situation.

Toilettenschlüssel

Für Schwerbehinderte gibt es europaweit den Euro-WC-Schlüssel. Damit können ausgewiesene Toiletten ohne Nachfragen genutzt werden. Voraussetzungen sind ein GdB (Grad der Behinderung) von 70 mit dem Merkzeichen G, oder das Vorhandensein der Merkzeichen Bl, H, B und aG.

Dieser Zugang gilt auf öffentlichen Toiletten, an Autobahnen, in Bahnhöfen, in Fußgängerzonen, in Museen und Behörden.

Derzeit betragen die Kosten (Stand Sommer 2024) für:

- einen Euroschlüssel 28,90 €

- einen Euroschlüssel mit Verzeichnis (Toiletten Übersicht) „Der Locus" 37,50 €

- für den „Locus" (Toiletten Übersicht ohne Schlüssel) 9,50 €

Die Zahlung erfolgt dann per Vorkasse auf Rechnung. **Bestellen können Sie den Euroschlüssel bei:**

CBF Darmstadt e. V.
Adresse: Pallaswiesenstraße 123a, 64293 Darmstadt
Telefon: 06151 8122-0
E-Mail: info@cbf-darmstadt.de
Webseite: cbf-da.de/euroschluessel.html

Ermäßigte Bahncard

Schwerbehinderte haben auch Anspruch auf eine ermäßigte BahnCard bei der Deutschen Bahn. Die ermäßigte BahnCard 25/50 für Personen mit voller Erwerbsminderung und schwerbehinderten Menschen mit einem Grad der Behinderung von mindestens 70 kostet die BahnCard 25: 40,90 €. Die BahnCard 50 kostet 122 € (Stand: 2024). Erkundigen Sie sich bei den örtlichen und Bundesverkehrsbetrieben nach aktuellen Details.

Nutzung von Behindertenparkplätzen

Behindertenparkplatz und Parkausweis für Menschen mit Behinderung

Behindertenparkplätze sind speziell gestaltete Parkflächen, die für Menschen mit schweren Behinderungen reserviert sind, um ihnen die Teilnahme am öffentlichen Leben zu erleichtern. Sie sind oft breiter und näher an Eingängen gelegen, um Menschen mit Mobilitätseinschränkungen den Zugang zu erleichtern. Dennoch ist das Parken auf einem Behindertenparkplatz nicht für jeden Menschen mit einer Behinderung erlaubt. Es ist ein spezieller Parkausweis für Behinderte erforderlich.

Die Regelungen zur Nutzung von Behindertenparkplätzen sind im Bundesteilhabegesetz (BTHG) verankert. Hier finden Sie die wichtigsten Informationen auf einen Blick:

1. Behindertenparkplatz

Ein Behindertenparkplatz bietet Menschen mit schwerer Behinderung eine Parkmöglichkeit, die auf ihre Bedürfnisse zugeschnitten ist. Die Parkplätze sind breiter gestaltet, um das Ein- und Aussteigen und das Handling von Hilfsmitteln wie Rollstühlen zu erleichtern und dürfen nur von Menschen mit gültigem Behindertenparkausweis benutzt werden. Behindertenparkplätze befinden sich oft in der Nähe von Eingängen zu Ärzten, Behörden und Einkaufsmöglichkeiten, um die Wegstrecken so kurz wie möglich zu halten.

2. Parkausweis für Behinderte

Ein Parkausweis für Behinderte ist ein offizielles Dokument, das Personen mit schwerer Behinderung erlaubt, auf Behindertenparkplätzen zu parken und spezielle Parkerleichterungen in Anspruch zu nehmen.

3. Beantragung des Behindertenparkausweises

Der Behindertenparkausweis kann bei der örtlichen Stadt- oder Gemeindeverwaltung beantragt werden. In einigen Regionen ist das Ordnungsamt oder das Landratsamt zuständig. Welche Unterlagen erforderlich sind, variiert – typischerweise benötigen Sie einen ausgefüllten Antrag, Ihren Schwerbehindertenausweis und für den blauen EU-Ausweis ein aktuelles Lichtbild.

4. Kosten und Gültigkeit des Parkausweises

Die Kosten und die Gültigkeitsdauer für die Beantragung eines Behindertenparkausweises können je nach Region unterschiedlich sein. Erkundigen Sie sich dazu bei Ihrer zuständigen Behörde.

5. Parkausweise und ihre Berechtigungen

- **Blauer EU-Parkausweis**: Dieser gilt in dieser Form überwiegend in allen EU-Ländern und erlaubt das Parken auf Behindertenparkplätzen und beinhaltet bestimmte Parkerleichterungen wie z. B. bis zu 3 Stunden im eingeschränkten Halteverbot oder auf Anwohnerparkplätzen (mit Parkscheibe). Gebührenfreies und zeitlich unbegrenztes Parken ist an Parkuhren und Automaten erlaubt. In verkehrsberuhigten Bereichen darf außerhalb markierter Plätze geparkt werden, wenn der Verkehr nicht behindert wird. Auch in Fußgängerzonen (während Ladezeiten) sowie in Zonenhalteverboten ist das Parken länger erlaubt.

- **Orangener Parkausweis**: Dieser gilt nur in Deutschland und berechtigt zu speziellen Parkerleichterungen (siehe oben blauer Parkausweis), jedoch nicht zum Parken auf Behindertenparkplätzen mit dem Rollstuhlfahrersymbol.

- **Gelber Parkausweis**: Gilt nicht bundesweit, siehe Punkt 6.

6. Voraussetzungen für den Parkausweis

- **Den blauen Parkausweis** können Personen beantragen, die im Schwerbehindertenausweis das Merkzeichen „aG" (außergewöhnlich gehbehindert) oder „Bl" (blind) haben, sowie Menschen mit beidseitig fehlenden Gliedmaßen oder vergleichbaren Mobilitätseinschränkungen. In der Regel betrifft dies vor allem Rollstuhlfahrer.

- **Einen orangenen Parkausweis** können schwerbehinderte Menschen beantragen, wenn sie eine Gehbehinderung (Merkzeichen G) und Begleitperson (Merkzeichen B) mit einem GdB von mindestens 80 durch Funktionsstörungen der unteren Gliedmaßen inklusive Funktionsstörungen der Lendenwirbelsäule. Oder sie haben einen GdB von mindestens 70 für Beeinträchtigungen der unteren Gliedmaßen oder Lendenwirbelsäule **und** gleichzeitig einen GdB von mindestens 50 für Funktionsstörungen des Herzens oder der Atmungsorgane. Auch chronisch Kranke mit einem GdB von mindestens 60 (z. B. bei Morbus Crohn oder Colitis ulcerosa) oder Menschen mit einem künstlichen Darmausgang und Harnableitung (GdB 70) sind berechtigt. Zudem können Personen mit vergleichbaren Einschränkungen ab einem GdB von 50 einen Antrag stellen.

- **Gelber Parkausweis**: Merkzeichen G im Schwerbehindertenausweis und einem GdB von mindestens 70, wobei die maximale Fortbewegungsstrecke nicht mehr als 100 Meter beträgt. Dieser wird nur in den Bundesländern Schleswig-Holstein, Mecklenburg-Vorpommern und Rheinland-Pfalz ausgestellt.

7. Strafen bei unberechtigtem Parken auf Behindertenparkplätzen

Das Parken ohne gültigen Ausweis auf einem Behindertenparkplatz ist eine Ordnungswidrigkeit und kann Bußgelder und das Abschleppen des Fahrzeugs nach sich ziehen.

Häufig gestellte Fragen

- **Wo ist der Parkausweis für Behinderte gültig?**

  ○ Der blaue EU-Ausweis ist in allen EU-Staaten gültig, der orangefarbene und gelbe Ausweis nur innerhalb Deutschlands, und der gelbe Ausweis nur in bestimmten Bundesländern.

- **Gibt es einen Parkausweis für Kinder mit einer Behinderung?**

  ○ Kinder können ebenfalls einen Behindertenparkausweis erhalten, wenn die gesetzlichen Voraussetzungen erfüllt sind.

Mit diesen Hinweisen sind Sie gut informiert über die verschiedenen Parkausweise und ihre jeweiligen Berechtigungen, damit Ihnen keine Erleichterung entgeht und Sie berechtigt parken können, wo es nötig ist.

Antrag auf Schwerbehinderung beim zuständigen Landesamt stellen O ja O nein

Vorteile des Schwerbehindertenausweises beantragen O ja O nein

Antrag auf Erwerbsminderungsrente

Das Beantragen einer Erwerbsminderungsrente kann eine notwendige Maßnahme sein, wenn aufgrund einer schweren Erkrankung und langfristiger Behandlungen wie Chemotherapie eine Berufstätigkeit nicht mehr möglich ist. Eine Rente wegen teilweiser Erwerbsminderung ist befristet möglich, wenn man zwischen 3 und 6 Stunden täglich arbeiten kann. Hier erfahren Sie, wie Sie den Antrag auf Erwerbsminderungsrente stellen und welche Schritte dabei wichtig sind.

Antragstellung

Mit dem Einverständnis meines Mannes habe ich den Antrag auf Erwerbsminderungsrente gestellt. Da aufgrund der Diagnose und der langfristigen Chemotherapie mit all ihren Nebenwirkungen eine Berufstätigkeit unmöglich schien, war dies ein notwendiger Schritt. Zunächst habe ich im Internet Adressen von ehrenamtlichen Rentenberatern in unserer Umgebung herausgesucht. Leider hatten alle keine zeitnahen Termine frei. Dies stellte sich jedoch nicht als Nachteil heraus, da die telefonische Terminvereinbarung bei der Deutschen Rentenversicherung rückwirkend als Datum der Antragsstellung gilt und ich dort sehr gut beraten wurde. Weitere Informationen und das offizielle Informationsheft finden Sie hier: https://www.deutsche-rentenversicherung.de

Für die Zahlung einer Erwerbsminderungsrente müssen sowohl medizinische als auch versicherungsrechtliche Voraussetzungen erfüllt sein. Dazu gehört eine Mindestversicherungszeit. Die Höhe der Rente richtet sich unter anderem nach den Beitragszeiten und Beitragszahlungen. Bei Erwerbsminderung aufgrund eines Wegeunfalls, Arbeitsunfalls oder einer Berufskrankheit ist die Berufsgenossenschaft oder die Unfallkasse für die Rentenzahlung und den Antrag zuständig. Bei Beamten tritt die Unfallfürsorge nach § 30 Absatz 1 des Beamtenversorgungsgesetzes (BeamtVG) ein.

Berufstätige und Selbstständige, die bei einem Versorgungswerk ihre Rentenbeiträge eingezahlt haben, stellen dort den Antrag auf eine Berufsunfähigkeitsrente. Diese Rente ist nicht zu verwechseln mit einer privat abgeschlossenen Berufsunfähigkeitsversicherung und der sich daraus resultierenden Zahlung.

Unterstützung durch die Deutsche Rentenversicherung

Unser Sachbearbeiter bei der Deutschen Rentenversicherung war sehr bemüht uns zu helfen und hat uns umfassend beraten. Er bestätigte, dass die Unterlagen zur Beantragung der Erwerbsminderungsrente vollständig waren. Innerhalb von spätestens drei Monaten ab dem Datum des ersten Telefonkontaktes würden die Zahlungen beginnen. Er nannte uns die voraussichtliche Höhe der Erwerbsminderungsrente und lobte uns dafür, dass wir alle erforderlichen Unterlagen vorgelegt hatten. Zudem händigte er uns seine Visitenkarte aus und wies darauf hin, dass weitere Unterlagen zur Berufsausbildung und zu Hochschulabschlüssen später beim Antrag auf Altersrente nachgereicht werden könnten.

Diese umfassende Beratung und Unterstützung half uns sehr dabei, den Antrag korrekt und vollständig zu stellen und uns auf die zukünftige finanzielle Situation vorzubereiten.

Wenn Sie selbst einen Antrag auf Erwerbsminderungsrente stellen, zögern Sie nicht, rechtzeitig alle notwendigen Informationen und Unterlagen zusammenzustellen und professionelle Beratung in Anspruch zu nehmen.

Hier die Übersicht der erforderlichen Unterlagen zur Beantragung der Erwerbsminderungsrente und einer Berufsunfähigkeitsrente bei Mitgliedern eines Versorgungswerks:

- Antrag
- Personalausweis
- Vollmacht des Antragstellers, sofern den Antrag eine andere Person stellt
- Vollmacht oder Betreuungsurkunde des Antragstellers für Antragstellung durch eine dritte Person
- Krankenversicherungskarte, Name und Anschrift der Krankenkasse, Dauer der Versicherungszeit
- Arztbriefe
- Stationäre Aufenthalte in den letzten Jahren (Krankenhaus, Reha)
- Name und Anschrift der behandelnden Ärzte
- Antrag der Schwerbehinderung oder falls vorhanden der Ausweis / Bescheid
- Name und Anschrift des Arbeitgebers
- Letzte Gehaltsabrechnung bzw. Einkommensteuererklärung
- Nachweis über den Bruttoverdienst
- Nachweis zur Betriebsrente
- Bezugsnachweis einer ev. Unfallrente
- Ausländische Versicherungszeiten
- Nachweis über Bezug von Sozialleistungen wie Krankengeld, Arbeitslosengeld, Sozialhilfe
- Alle Nachweise über Berufsausbildungen, Umschulungen, Schulabschlüssen, Studienzeiten und Abschlussprüfungen ab dem 17. Lebensjahr
- Nachweis über Bundeswehrzeiten

- Versicherungsverlauf der Rentenversicherung oder eines Versorgungswerks
- Steuer- und Identifikationsnummer
- Sozialversicherungsnummer
- Kindererziehungszeiten und Geburtsnachweise der Kinder, Formular V0800
- Bankverbindung

Rechtlicher Beistand beim Antrag der Erwerbsminderungsrente

Nachdem wir acht Wochen lang nichts von der Rentenversicherung gehört hatten, hakte ich nach. Es stellte sich heraus, dass doch noch Unterlagen fehlten und man den Antrag deshalb nicht weiter bearbeiten konnte. Nachdem alle beglaubigten Abschlüsse und Immatrikulationsnachweise eingereicht worden waren, erhielten wir nach vier Monaten endlich den Bescheid.

Wichtige Informationen zur Rentenzahlung

Laut Gesetz beginnt die Zahlung der Erwerbsminderungsrente erst ab dem siebten Kalendermonat nach Eintritt der Minderung der Erwerbsfähigkeit. Zudem war bei meinem Mann die Rente befristet, da es als wahrscheinlich angesehen wurde, dass die Erwerbsminderung aufgehoben werden könnte.

Rechtlicher Beistand

„Kein Anwalt ist teurer als ein Anwalt!"

Diesen Rat eines Freundes kann ich nur weitergeben! Sofern es Ihnen finanziell möglich ist oder Sie eine Rechtsschutzversicherung abgeschlossen haben, sollten Sie rechtlichen Beistand in Anspruch nehmen. Noch am selben Tag, nachdem der Ablehnungsbescheid der Erwerbsminderungsrente für meinen Mann einging, nahm ich Kontakt mit einem Anwalt für Sozial-

recht auf. Er nannte mir sofort die relevanten Paragraphen, nach denen die Rente im Falle meines Mannes rückwirkend ab dem Tag der stationären Einweisung fällig wird: § 99 Abs. 1 SGB VI und § 102 Abs. 2 Satz 4 SGB VI.

Leider hat die Rentenkasse die Zahlung mit der Begründung abgelehnt: Mein Mann könnte in 6 Monaten nach der Reha wieder arbeiten! Eine Klage durch unseren Anwalt gegen die Rentenkasse klärte die Zahlung zu unseren Gunsten sehr schnell nach Aktenlage durch die zuständige Richterin!

Fazit

Es ist entscheidend, während des gesamten Antragsprozesses proaktiv zu bleiben und sicherzustellen, dass alle erforderlichen Unterlagen vollständig und korrekt eingereicht werden. Sollte es zu Problemen oder Verzögerungen kommen, kann der rechtliche Beistand durch einen Anwalt für Sozialrecht sehr hilfreich sein. Dieser kann Ihnen helfen, Ihre Rechte durchzusetzen und sicherstellen, dass Sie alle Ihnen zustehenden Leistungen rechtzeitig erhalten.

	Erledigt?	
Unterlagen zur **Beantragung der Erwerbsminderungsrente / Berufsunfähigkeitsrente** zusammentragen	O ja	O nein
Antrag auf Erwerbsminderungsrente / Berufsunfähigkeitsrente stellen	O ja	O nein
Ggf. **rechtlichen Beistand** in Anspruch nehmen	O ja	O nein

Rechtsanwälte, die auf Sozialrecht spezialisiert sind, in meiner Umgebung:

Name *Tel.* *Adresse* *Termin für ein Erstgespräch:*	*Name* *Tel.* *Adresse* *Termin für ein Erstgespräch:*
Name *Tel.* *Adresse* *Termin für ein Erstgespräch:*	*Name* *Tel.* *Adresse* *Termin für ein Erstgespräch:*

Vorzeitige Altersrente bei Schwerbehinderung

Wenn eine Schwerbehinderung vorliegt, besteht die Möglichkeit, vorzeitig in Rente zu gehen, sofern bestimmte Voraussetzungen erfüllt sind. Nutzen Sie die folgenden Links zur Berechnung Ihrer möglichen Rente:

- https://www.smart-rechner.de/rentenbeginn/rechner.php
- https://www.einfach-rente.de/rente-bei-schwerbehinderung

FAZIT

1. **Dokumentenorganisation**: Es ist sinnvoll, einen Ordner mit allen wichtigen Dokumenten (PDF-Dateien) wie beglaubigten Abschlüssen und Zeugnissen griffbereit zu haben. Sammeln Sie ebenfalls die jährlichen Sozialversicherungsnachweise von Ihrem Arbeitgeber. Alle Zeiten, die für die Rentenberechnung relevant sind (z. B. auch bei Erziehungszeiten V0800) sollten bei der Rentenversicherung eingereicht werden.

2. **Finanzplanung**: Berechnen Sie, wie viel Sie monatlich benötigen, um die notwendigsten Ausgaben zu decken (Miete bzw. Kreditraten, Nebenkosten der Wohnung / des Hauses, Nahrungsmittel, Telefon, Internet, Mobilität, Kosten Kfz, Mitgliedsbeiträge, Daueraufträge, Gebühren etc.).

Es ist generell sinnvoll, etwas Geld als Rücklage für unerwartete Schicksalsschläge zu haben. Es ist jedoch nicht jedem möglich, daher bietet die Deutsche Krebshilfe über ihren Härtefond Unterstützung für Patienten in finanziellen Engpässen an:

https://www.krebshilfe.de/helfen/rat-hilfe/finanzielle-hilfe-unserhaertefonds/

Krankenkassenbeiträge

Bis der Rentenbescheid wirksam wurde, zahlte mein Mann als freiwillig gesetzlich Versicherter jeden Monat seinen Krankenkassenbeitrag. Dieser wurde nach Antrag auf Herabstufung durch den Steuerberater auf den Mindestbetrag für hauptberuflich selbstständige Personen in Höhe von ca. 200 € monatlich festgesetzt, obwohl kein Verdienst / Umsatz aufgrund der Krankheit erwirtschaftet werden konnte.

Befreiung von der Zuzahlung der Medikamente

Jeder Zyklus der Chemotherapie verursachte zusätzliche Kosten. Laut Gesetz beträgt der Eigenanteil des Versicherten für die Zuzahlung pro Medikament 10 % des Arzneimittelpreises, mindestens jedoch 5 € und maximal 10 €.

*Das bedeutete für uns alle zwei Wochen Chemo-Kosten in Höhe von ca.
132 €, was eine monatliche Belastung von insgesamt ca. 264 € bedeutete.*

Um diese finanzielle Belastung zu verringern, sollten Sie schnellstmöglich
einen Antrag auf Befreiung von der Zuzahlung für Medikamente bei Ihrer
Krankenkasse stellen.

Die Befreiung von der Zuzahlung für Medikamente kann eine erhebliche finanzielle Entlastung darstellen. Hier finden Sie eine Übersicht der von der
Krankenkasse gewünschten Dokumente zur Befreiung:

- **Antrag auf Befreiung:** Diesen erhalten Sie von Ihrer Krankenkasse.

- **Rentenbescheid und / oder Einkommensnachweis:** Ein Nachweis
  über die Jahreseinkünfte des Erkrankten.

- **Ärztliches Attest:** Ein Attest vom Hausarzt oder behandelnden Arzt,
  das bestätigt, dass der Betroffene an einer schwerwiegenden chronischen Erkrankung leidet.

- Schwerbehindertenausweis: Falls vorhanden.

- **Einkommensnachweise von Haushaltsmitgliedern:** Auch die Einkommensnachweise derjenigen, die mit dem Betroffenen in einem
  gemeinsamen Haushalt leben, sind erforderlich.

Zuzahlungsregelungen

Für gesetzlich Versicherte ist normalerweise eine Zuzahlung bei verschrei-
bungspflichtigen Medikamenten pro Packung von 10 % des Verkaufspreises
vorgesehen, mindestens jedoch 5 € und höchstens 10 €. Die finanzielle Belastungsgrenze liegt bei 2 % des jährlichen Familienbruttoeinkommens, wobei eventuelle Freibeträge abgezogen werden.

Bei Menschen mit schwerer chronischer Erkrankung beträgt die zumutbare
Belastungsgrenze 1 % an Zuzahlungen bezogen auf die jährlichen Brutto-
einnahmen. Eine schwere chronische Erkrankung liegt vor, wenn der Patient sich in ärztlicher Dauerbehandlung befindet und wegen derselben Erkrankung mindestens einmal im Quartal den Arzt aufsucht. Zudem muss
mindestens der Pflegegrad 2 oder 3 festgestellt worden sein oder eine

Schwerbehinderung mit einem GdB von mindestens 60 oder eine Erwerbsminderung von 60 % vorliegen. Eine dauerhafte medizinische Versorgung, um eine Verschlechterung der Lebenserwartung zu verhindern, ist ebenfalls Voraussetzung für die Befreiung von der Zuzahlung.

Berechnung und Erstattung

Für die Berechnung der Zuzahlungsgrenze wird das Bruttofamilieneinkommen zugrunde gelegt. Die Belastungsgrenze beträgt 1 % abzüglich des Abschlags für Ehegatte / Lebenspartner und Kinder. Die Berechnung des Erstattungsbetrags erfolgt nach § 62 SGB V.

Nach Erreichen dieser 1 % zumutbaren Belastung werden die zu viel gezahlten Beträge erstattet. Dafür müssen alle Quittungen gesammelt und die überwiesenen Beträge durch Kontoauszüge belegt werden. Sammeln Sie bitte von Anfang an alle Belege. Dazu zählen auch Taxiquittungen, da die Zuzahlung die erste und letzte Fahrt der ambulanten Behandlung betrifft, mit je mindestens 5 € und höchstens 10 €. Neben den Zuzahlungen für Medikamente werden auch die Zuzahlungen für Krankenhausaufenthalte oder Reha-Maßnahmen (10 € pro Tag*) Heilmittel und Kosten für die häusliche Krankenpflege verrechnet.

*Gesetzlich versicherte Patienten ab 18 Jahren zahlen an die Krankenkasse 10 € pro Tag für höchstens 28 Aufenthaltstage im Jahr (§ 39 SGB V). Das Krankenhaus rechnet die Zuzahlung direkt mit den gesetzlich Versicherten ab.

Durch eine gute Organisation und vorausschauende Planung können Sie die finanziellen Herausforderungen besser bewältigen und sich auf die gesundheitliche Genesung konzentrieren.

Wichtiger Hinweis

Es gilt: „Keine Buchung ohne Beleg". Sammeln Sie alle Belege und dokumentieren Sie alle Ausgaben sorgfältig, um die Erstattung problemlos beantragen zu können.

Durch diese Maßnahmen können Sie sicherstellen, dass Sie alle Ihnen zustehenden finanziellen Entlastungen nutzen und somit die Belastung durch Krankheitskosten reduzieren.

Weitere medizinische Ausgaben, die nicht erstattet werden, können in der jährlichen Steuererklärung als außergewöhnliche Belastungen aufgeführt werden.

	Erledigt?	
Dokumente zur **Befreiung von der Zuzahlung der Medikamente** zusammentragen (s. Übersicht)	O ja	O nein
Antrag auf Befreiung von der Zuzahlung der Medikamente bei der Krankenkasse stellen	O ja	O nein
Sammeln und Ablegen sämtlicher Quittungen und Rechnungen	O ja	O nein

Eigene Notizen

_____

_____

_____

_____

_____

_____

_____

_____

_____

Feststellung des Pflegegrads

Die Einstufung des Pflegegrads ist ein wichtiger Schritt, um notwendige Pflegeleistungen als Zuschuss oder / und als Sachleistung zu erhalten. Hier finden Sie eine Übersicht, wie der Prozess abläuft und welche Unterlagen benötigt werden.

Bei schweren chronischen Erkrankungen habe ich es immer wieder in meiner Praxistätigkeit erlebt, dass von einer Möglichkeit der Antragstellung für einen Pflegegrad keiner wusste oder die Antragstellung aus Scham aufgeschoben wurde.

Die Pflegebedürftigkeit kann - wie in unserem Fall - sehr plötzlich ohne Vorwarnung eintreten oder der Gesundheitszustand eines Pflegebedürftigen kann sich verschlechtern.

Die Pflege kann grundsätzlich zu Hause oder stationär im Pflegeheim stattfinden. Eine 24-Stunden-Pflege oder eine stundenweise Betreuung unterstützt je nach Bedarf die Angehörigen zu Hause.

Antragstellung und Vorbereitungen

Zunächst wurde die Pflegegradeinstufung meines Mannes nach Aktenlage mit Hilfe des Sozialdienstes im Krankenhaus vorgenommen, allerdings nur vorläufig. Während der Kurzzeitpflege erhielten wir ein Schreiben der Krankenkasse mit einem Antrag auf Leistungen aus der Pflegeversicherung. Dieser Antrag sollte nach der Entlassung aus der Kurzzeitpflege ausgefüllt zurückgesandt werden, um einen persönlichen Gutachtertermin zu Hause zu vereinbaren. Leider lief in unserem Fall nicht alles reibungslos: Es dauerte vier Monate, bis ein Gutachter des MD (Medizinischer Dienst) zu uns kam, da Unterlagen nicht weitergeleitet wurden und Fehler bei der Eingabe der Kenndaten auftraten.

Der Betroffene kann auch jederzeit von zu Hause aus per Telefon oder Mail einen Antrag bzw. eine Höherstufung stellen und erhält dann ein Formular von seiner Krankenkasse, das ausgefüllt werden muss. Der Termin wird schriftlich angekündigt und kann verschoben werden, falls er mit Arztterminen oder Behandlungen kollidiert oder die pflegende Person nicht teilnehmen kann. Die Zahlung für den Pflegegrad erfolgt erst nach der Begutachtung und Feststellung des Pflegegrads aber als Beginn der Zahlung gilt das Datum der Antragstellung.

Begutachtung und Unterlagen

Bei privatversicherten Patienten übernimmt Medicproof oder Careproof die Begutachtung, bei den gesetzlich Versicherten der MD (Medizinischer Dienst der Krankenkassen). Die Gutachter senden ihren Bericht an die Pflegekassen, die dann die Pflegegradeinteilung bestimmen.

Vor der Begutachtung ist es hilfreich, bereits ein Pflegetagebuch zu führen. Dokumentieren Sie alle Beeinträchtigungen bei Verrichtungen im Alltag sowie die Hilfen, die Sie benötigen. Halten Sie vor allem fest, was ohne Hilfe nicht mehr möglich ist. Dokumentieren Sie den Zeitbedarf für die Tätigkeiten und die einzelnen Schritte der Versorgung. Seien Sie ehrlich und beschönigen Sie Ihre Situation nicht. Während der Begutachtung geht es im Wesentlichen darum, wie gut der Alltag noch selbstständig organisiert und gestaltet werden kann.

Wichtige Dokumente für die Begutachtung umfassen:

- Krankenhaus- und Reha-Entlassungsberichte
- Ärztliche Untersuchungsbefunde
- Adressen der behandelnden Ärzte
- Schwerbehindertenausweis (falls vorhanden)
- Termine aller wöchentlichen Arztbesuche und Therapien (z. B. Chemotherapie, Krankengymnastik)
- Hilfsmittel wie Rollator und Toilettenstuhl
- Medikamentenplan
- Erstellen eines Pflegeprotokolls: aktuelle Beschwerden aufführen, was nicht mehr in der Selbstversorgung ohne Hilfe bei der täglichen Körperpflege und im Haushalt geht
- Adresse des Pflegenden und weiterer Pflegepersonen

Hier ein Beispiel für ein Pflegeprotokoll von medicproof: https://www.medic-proof.de/fileadmin/user_upload/Pflege_und_Trinkprotokoll/Pflegeprotokoll_Fragebogen_zur_Vorbereitung_auf_die_Begutachtung.pdf

Der Begutachtungstermin

Falls möglich, sollten Sie als pflegende Angehörige oder pflegender Angehöriger während der Begutachtung anwesend sein. Falls Sie offiziell als Pflegeperson eingetragen sind, kann dies zusätzliche Vorteile bieten (siehe unten).

Nutzen Sie die Gelegenheit, um den tatsächlichen Pflegeaufwand ausführlich zu schildern und die Angaben der erkrankten Person zu ergänzen. Weisen Sie dabei auf besondere Herausforderungen hin, wie körperliche Einschränkungen, Behinderungen oder beengte Wohnverhältnisse.

Informieren Sie den Gutachter darüber, ob Sie die Pflege allein übernehmen oder ob ein Pflegedienst hinzugezogen werden sollte. Zudem haben Sie das Recht auf ein vertrauliches Vier-Augen-Gespräch mit dem Gutachter.

Der Gutachter bewertet die Fähigkeit zur Selbstversorgung, die Selbstständigkeit des Patienten und die Art und Dauer des Pflegeaufwandes am höchsten. Weniger Gewicht haben die Alltagsgestaltung, der Bewegungsradius, die psychische Verfassung und die Kommunikationsfähigkeit des Antragstellers.

Es ist wichtig, authentisch zu bleiben und die alltägliche Situation realistisch darzustellen. Geben Sie sich so, wie Ihr Alltag abläuft (gegebenenfalls auch im Morgenmantel!) Dramatisieren Sie Ihre Situation nicht und beschönigen Sie diese auch nicht.

Die Gutachter geben während des Gesprächs auch Empfehlungen wie z. B. den Einbau einer behindertengerechten Dusche oder die Befürwortung einer Reha-Maßnahme.

Der MD versendet auf Nachfrage ein Informationsheft mit den wichtigsten Punkten zur Pflegebegutachtung und dem Punktesystem der einzelnen Module, mit dem der Pflegegrad bestimmt wird. Weitere nützliche Seiten zur Selbsteinschätzung finden Sie im Internet.

Übrigens: Eine Person mit Pflegegrad 1 kann durchaus eine andere Person mit Pflegegrad 2 betreuen und pflegen. Dies kann besonders in Wohngemeinschaften oder bei Menschen, die zusammen in einer Wohnung leben, von Interesse sein.

Weitere Informationen und Tipps finden Sie in unserem Ratgeber: Vorbereitung auf eine medizinische Begutachtung (ISBN: 978-3-347-23886-2)

Nach der Begutachtung

Die Auswertung der Begutachtung erhält der Patient schriftlich. Gegen den Bescheid kann innerhalb von vier Wochen schriftlich Widerspruch eingelegt werden, was ich jedoch nur mit einem Rechtsanwalt empfehlen würde. Liegen zwischen dem Datum der Antragstellung und der Entscheidung der Pflegekasse mehr als 25 Werktage, werden von der Pflegekasse 70 € an den Antragsteller wegen verzögerter Begutachtung gezahlt.

Die Höhe des Pflegegeldes richtet sich nach dem Pflegegrad. Abhängig vom Pflegegrad erhalten Sie monatlich einen bestimmten Betrag, unabhängig davon, ob eine Pflegeperson offiziell eingetragen ist oder nicht (Stand 2025).

- Mit **Pflegegrad 1** haben Sie keinen Anspruch auf Pflegegeld.
- Mit **Pflegegrad 2** 347 €,
- mit **Pflegegrad 3** 599 €,
- mit **Pflegegrad 4** 800 €,
- mit **Pflegegrad 5** 990 €.

Bei jedem Pflegerad (1-5) hat man Anspruch auf 131 € Entlastungsbetrag monatlich. Diese Summe ist z. B. gedacht für eine Hauswirtschaftshilfe durch einen örtlichen Pflegedienst. (mehr dazu siehe Kapitel Entlastungsbetrag)

Für die Pflege eines Angehörigen oder die Organisation der Pflege können Arbeitnehmer sich 10 Tage pro Kalenderjahr von der Arbeit freistellen lassen und bekommen Pflegeunterstützungsgeld bei einer Freistellung von bis zu 6 Monaten bei der Pflege (siehe Kapitel Seite 184).

Beratungsgespräche

Der Pflegebedürftige oder die Angehörigen informieren die Krankenkasse und bitten um eine Beratung. Die Pflegekassen benennen Pflegeberater vor Ort, die in häuslicher Umgebung eine Erst- und Folgeberatung durchführen.

Jeder Pflegebedürftige hat in Deutschland Anspruch nach **§ 7a SGB XI** auf solch eine Beratung, die zu Beginn nur einmal stattfindet. Bei den privat Versicherten übernimmt dies „Compass". Pflegestützpunkte (Achtung: diese sind nicht in jedem Bundesland vertreten), können auch den Antrag ausfüllen und an die Pflegekasse weiterleiten.

Diese Berater sind speziell geschult und beraten am Anfang der Pflege bezüglich der Organisation und Hilfsmittel und erstellen ein Pflegeprotokoll (Vordruck siehe oben im Kapitel: Begutachtung und Unterlagen). Die Beratung umfasst auch Veränderung des Pflegezustandes, Antrag und Hilfestellung auf Höherstufung bei der Pflegekasse, Infos zur Verbesserung / Anpassung des Wohnumfeldes wie behindertengerechte Umbauten, Beratungen über prophylaktischer Maßnahmen.

Die weiteren Beratungen dienen dazu, zu schauen, ob der Erkrankte mit allen ihm zustehenden, notwendigen Hilfs- und Pflegeleistungen versorgt ist und beraten darüber hinaus, was noch verbessert werden könnte oder welche Hilfe präventiv noch in Frage kommt. Für Sozialversicherungspflichtige ist die Pflegeberatung kostenfrei und wird von der Pflegekasse bezahlt. Privat Versicherte reichen die Rechnung über die Beratung zur Erstattung bei ihrer Krankenkasse ein.

Der Pflegeberater mit dem Beratungseinsatz nach **§ 37.3 SGB XI** (auch Beratungsbesuch oder Pflegekontrollbesuch genannt) wird von allen Pflegediensten und Pflegeberatern durchgeführt. Der Ablauf der Beratung beginnt mit der Erfassung der Stammdaten und des Termins des Beratungsbesuchs durch den Pflegeberater. Dieser überprüft die Pflege- und Betreuungssituation sowohl aus der Sicht der pflegebedürftigen Person als auch der Pflegeperson. Zusätzlich bewertet der Berater die Situation aus seiner eigenen Perspektive, um einzuschätzen, ob die häusliche Pflege sichergestellt ist. Im Anschluss daran gibt der Berater Empfehlungen und Informationen, beispielsweise zu Themen wie Pflegesachleistungen, Kurzzeitpflege oder Wohnraumanpassungen zur Reduzierung von Barrieren. Während des Beratungsgesprächs können Fragen gestellt und spezifische Themen besprochen werden, wie etwa Alltagstipps für die Pflege, der Bedarf an Hilfsmitteln (z. B. Rollator oder Pflegehilfsmittel zum Verbrauch), Techniken zur Mobilisation und Lagerung, Hinweise auf Pflegekurse und Schulungen oder Informationen zur Höherstufung des Pflegegrads. Der Berater dokumentiert die Ergebnisse des Gesprächs in einem Formular, das Sie unterschreiben, um der Übermittlung der Daten an die Pflegekasse zuzustimmen. Anschließend wird die Pflegekasse, das private Versicherungsunternehmen oder bei Beihilfeberechtigung die zuständige Beihilfefestsetzungsstelle über den erfolgten Beratungsbesuch informiert.

Diese Beratung wird regelmäßig durchgeführt, um die Qualität der häuslichen Pflege sicherzustellen. Pflegebedürftige mit Pflegegrad 1 oder Pflegebedürftige, die Pflegesachleistungen oder Kombinationsleistungen eines ambulanten Pflegedienstes beziehen, haben halbjährlich Anspruch auf eine Beratung.

Es besteht die Möglichkeit der digitalen Videoberatung per Videokonferenz bei jeder 2. Beratung von zu Hause.

Für Pflegegeldempfänger mit Pflegegrad 2 oder höher ist der Beratungseinsatz verpflichtend, sofern keine Unterstützung durch einen Pflegedienst erfolgt.

Die Häufigkeit der Beratungseinsätze hängt vom Pflegegrad ab. Für Pflegebedürftige mit den Pflegegraden 2 und 3 ist ein halbjährlicher Rhythmus vorgegeben, für Personen mit den Pflegegraden 4 und 5 ein vierteljährlicher.

Sollte der Pflegebedürftige, der das Pflegegeld erhält, die Beratungen wiederholt ablehnen, kann im schlimmsten Fall die Zahlung eingestellt werden. Denn diese Beratungen sind gesetzlich verpflichtend.

Für den Antrag einer Höherstufung sind keine erneuten Arztbesuche bzw. Gutachten Ihrer behandelnden Ärzte erforderlich. Falls jedoch neue Arztberichte vorliegen, reichen Sie diese mit dem Antrag und dem Pflegeprotokoll ein. **Bei einem Erstantrag und einer Höherstufung ist ein neutrales Gutachten von einem von der Krankenkasse bestellten Gutachter (in der Regel ein Arzt) notwendig.**

Die Pflegeberater mit dem Zusatz „Beratungseinsatz" leiten dann an die Pflegekasse Ihr Anliegen weiter bzw. Sie als Pflegebedürftiger stellen den Antrag auf weitere Hilfsmittel, Umbauten, Höherstufung durch Verschlechterung der Situation bei der Pflegekasse. Ein Arzt oder speziell geschulter Gutachter meldet sich zwecks Terminabsprache in der häuslichen Umgebung bzw. führt die Begutachtung bei einer Folgebegutachtung ev. auch telefonisch durch. Dokumente, die Sie für die Begutachtung bereitlegen sollten, sind im Kapitel Begutachtung und Unterlagen aufgeführt.

Was Angehörige in einer Pflegeschulung nach § 45 SGB XI lernen

Wenn Sie sich dazu entschieden haben, die Pflege eines Angehörigen eigenständig zu übernehmen, können Sie zur Vorbereitung an einer unabhängigen Pflegeschulung teilnehmen.

Die Schulungen können direkt bei Ihnen zu Hause stattfinden, um auf Ihre individuellen Bedürfnisse einzugehen und Unsicherheiten zu beseitigen.

Im Rahmen des ersten Schulungstermins:

- Die Pflegefachkräfte analysieren das häusliche Umfeld sowohl aus der Perspektive des Pflegebedürftigen als auch aus der der pflegenden Angehörigen,
- erfassen die gesamte Pflegesituation und
- erstellen eine digitale Dokumentation, die Ihnen unter anderem bei der Beantragung finanzieller Leistungen hilfreich sein kann.

Das Wichtigste in Kürze:

Pflegeberatung nach § 7a SGB XI

Der § 7a SGB XI regelt den Rechtsanspruch pflegebedürftiger Personen auf individuelle Pflegeberatung durch die Pflegekassen. Ziel ist es, Unterstützung bei der Auswahl und Nutzung von Pflege- und Hilfsangeboten sowie präventive Maßnahmen zu gewährleisten. Die Pflegeberatung wird bundesweit nach einheitlichen Richtlinien der gesetzlichen Krankenkasse durchgeführt. Die Leistung ist kostenlos.

Rechte und Ablauf der Pflegeberatung:

- **Anspruch**: Pflegebedürftige aller Pflegegrade haben einen festen Ansprechpartner, der sie bei der Organisation von Hilfeleistungen unterstützt, z. B. bei Anträgen auf Pflegeleistungen.

- **Erstberatung**: Innerhalb von 2 Wochen nach Eingang eines Pflegeantrags muss die Pflegekasse einen Beratungstermin anbieten oder einen Beratungsgutschein ausstellen. Der Termin findet meistens nur einmalig statt.

- **Beratungsstellen**: Pflegeberatungen finden in Pflegestützpunkten, Wohlfahrtsverbänden, Sozialämtern, Krankenhäusern oder durch private Anbieter statt.

Pflichtberatung, Beratungseinsatz nach § 37 Abs. 3 SGB XI

Pflegebedürftige, die Pflegegeld erhalten und keine Unterstützung durch einen Pflegedienst in Anspruch nehmen, müssen regelmäßige, verpflichtende Beratungstermine wahrnehmen. Ziel ist es, die Qualität der häuslichen Pflege zu sichern und pflegende Angehörige zu unterstützen. Verweigern die Pflegebedürftigen diese Termine, kann es im schlimmsten Fall zur Einstellung der Zahlung des Pflegegeldes kommen.

Die Beratung dient der Sicherung der Qualität der häuslichen Pflege und der regelmäßigen Hilfestellung und praktischer, pflegefachlicher Unterstützung der häuslich Pflegenden.

Inhalte der Beratung:

- Informationen zu Hilfsmitteln und Betreuungsmöglichkeiten wie Kurzzeitpflege

- Bezug von Pflegesachleistungen

- Unterstützung bei Anträgen, z. B. bei Verschlechterung der Pflegesituation

- Höherstufung im Pflegegrad

- Empfehlungen zur Wohnraumanpassung und prophylaktische Maßnahmen

- Durchführung: Meistens zu Hause, durch ambulante Pflegedienste oder beauftragte Unternehmen wie z. B. Compass bei den privat versicherten Pflegebedürftigen

- Diese Beratung ist kostenpflichtig und wird von den Krankenkassen erstattet

- Hinweis auf Pflegekurse und Schulungen für Angehörige nach § 45 SGB XI

Intervall der Beratung nach dem Pflegegrad:

- Pflegegrad 1: Beratung freiwillig

- Pflegegrad 2 u. 3: Halbjährliche Beratung verpflichtend

- Pflegegrad 4 u. 5: Vierteljährliche Beratung verpflichtend

Pflegeschulungen nach § 45 SGB XI

Pflegeschulungen helfen Angehörigen, häusliche Pflege kompetent zu leisten. Sie umfassen:

- Analyse der häuslichen Pflegesituation.

- Dokumentation für finanzielle Ansprüche.

- Unterstützung beim Stellen von Anträgen.

- Schulung in Pflegetechniken direkt vor Ort, praktische Pflege, Selbstpflege, Hygiene, Spezialkurse zu verschiedenen Krankheiten

Ziel ist es, pflegenden Angehörigen Sicherheit zu geben und eine angemessene Versorgung der Pflegebedürftigen zu gewährleisten.

Zuschuss zu wohnumfeldverbessernden Maßnahmen

(siehe auch Kapitel Seite 176)

Die Anpassung des eigenen Wohnumfeldes ist für die häusliche Pflege oft notwendig. Pflegebedürftige Personen mit einem anerkannten Pflegegrad (1-5) haben Anspruch auf den Zuschuss zur Wohnraumanpassung. Der Zuschuss beträgt unabhängig vom Pflegegrad immer 4.180 € pro Maßnahme. Wird später bei derselben Maßnahme eine weitere Umbaumaßnahme erforderlich (wegen Verschlechterung der Mobilität), muss wieder ein erneuter Antrag gestellt werden, auch wenn vom zurückliegenden Umbau die volle Summe nicht ausgeschöpft wurde.

Bei Wohngemeinschaften können bis zu vier Personen pro Maßnahme den Zuschuss erhalten, was bis zu 16.720 € ergeben kann. Der Zuschuss beträgt maximal 4.180 € pro Person und Maßnahme. Ist die Umbaumaßnahme geringer in den Kosten, ist die Maßnahme für den Antragsteller kostenlos.

Die Pflegeversicherung fördert eine Vielzahl von Maßnahmen, die die Pflege möglich machen, erleichtern oder die Selbständigkeit fördern.

Typische Beispiele sind:

- Installation von Treppenliften
- Einbau einer barrierefreien Dusche, eines Badewannenlifts oder Komplettsanierung des Bades
- Vergrößerung von Türen und Abbau von Türschwellen
- Anbringen von Haltegriffen und Stützstangen
- Anpassung der Höhe von Einrichtungsgegenständen und Lichtschaltern

- Umbau von Küchenmöbeln wie tiefere Arbeitsplatten, entfernen von Unterschränken
- Installation von Bewegungsmeldern für nächtliche Sicherheit
- Barrierefreiheit mit dem Rollstuhllift zwischen Stockwerken

Keine Zuschüsse gibt es für allgemeine Reparaturen, Modernisierungen oder Maßnahmen, die nicht direkt die Pflege erleichtern oder die Selbstständigkeit fördern.

Die Begründung der Maßnahme ist der wichtigste Teil des Antrags. Es muss genau dargestellt werden, welche Barrieren vorhanden sind, wie diese den Alltag beeinträchtigen und wie die geplanten Umbaumaßnahmen diese Barrieren beseitigen oder verringern. Dabei kann es hilfreich sein, Arztbriefe oder Diagnosen und Fotos beizufügen, die die Notwendigkeit der Maßnahmen belegen.

Den Antrag auf den Zuschuss für wohnumfeldverbessernde Maßnahmen stellen Sie am besten vor den Umbaumaßnahmen bei Ihrer Pflegekasse (gesetzlich Versicherte) oder Pflege-Pflichtversicherung (Privatversicherte). Der Antrag sollte folgende Informationen enthalten:

- Name, Anschrift und Versichertennummer des Pflegebedürftigen
- Kontoverbindung des Pflegebedürftigen oder der ausführenden Firma
- Genaue Beschreibung der geplanten Wohnraumanpassung
- Begründung der Notwendigkeit und Sinnhaftigkeit der Maßnahme
- Nach Möglichkeit Kostenvoranschläge und Kontaktdaten der ausführenden Firma
- Information, ob bereits früher eine Wohnraumanpassung bezuschusst wurde

Bei einem Pflegeberatungsgespräch kann das geplante Anliegen vorgebracht werden oder bei einer Pflegebegutachtung mit als notwendige Maßnahme aufgenommen werden.

Die Pflegekasse hat in der Regel drei Wochen Zeit, um über den Antrag zu entscheiden. Sollte ein Gutachten notwendig sein, verlängert sich die Frist auf fünf Wochen. Falls die Frist nicht eingehalten wird, gilt der Antrag als genehmigt.

Falls der Antrag abgelehnt wird, kann innerhalb eines Monats Widerspruch eingelegt werden. Die Begründung des Widerspruchs sollte möglichst genau sein und erläutern, in welchen Punkten die Ablehnung sachlich falsch oder unvollständig ist.

Wichtig: Die Anträge sollten gestellt werden, bevor man Handwerker beauftragt, da nachträglich keine Zahlungen geleistet werden! Ein Eintrag eines Pflegegrads ist zwingend notwendig!

Für einen barrierefreien Umbau können auch KfW-Fördermittel (Kreditanstalt für Wiederaufbau) beantragt werden. Ein Zuschuss aus der KfW-Förderung kann auch ergänzend zu den Leistungen der Pflegekasse beantragt werden.

Wenn Sie Eigentümer Ihrer Immobilie sind, können Sie Umbaumaßnahmen problemlos durchführen. Wohnen Sie jedoch zur Miete, ist es wichtig, frühzeitig das Gespräch mit Ihrem Vermieter zu suchen und die getroffenen Vereinbarungen schriftlich festzuhalten. Beachten Sie, dass Sie bei einem späteren Auszug möglicherweise auf eigene Kosten verpflichtet werden könnten, den ursprünglichen Zustand wiederherzustellen.

Obwohl man annehmen könnte, dass ein altersgerechter Umbau den Wert der Immobilie steigert, ist dies nicht immer der Fall. In manchen Fällen kann es sogar zu einer Wertminderung führen. Es gibt Beispiele, bei denen Mieter auf einen Umbau verzichtet haben, weil sie das finanzielle Risiko eines Rückbaus nicht tragen wollen.

Zuschuss Hilfsmittel

Für Pflegebedürftige gibt es Hilfsmittel für den Alltag zur Unterstützung. Die Hilfsmittel werden von Kranken- oder Pflegekassen bezuschusst oder vollständig übernommen. Hier ein paar Beispiele:

- Hilfe per Knopfdruck für ein Hausnotruf-System
- E-Rollstuhl
- Rollator
- Badewannenlift
- Pflegehilfsmittel jeden Monat im Wert von bis zu 42 € per Lieferung nach Hause

	Erledigt?	
Antrag auf Leistungen aus der Pflegeversicherung ausfüllen und an die Krankenkasse zurücksenden	O ja	O nein
Ggf. nachhaken	O ja	O nein
Pflegetagebuch über 14 Tage führen	O ja	O nein
Wohnraumanpassung beantragen	O ja	O nein
KFW-Förderung beantragen	O ja	O nein

Eigene Notizen

Neuorientierung

Die vierte Phase ist die Neuorientierung. In dieser Phase haben die Betroffenen die Krise weitgehend verarbeitet und beginnen, sich auf die Zukunft für das Leben nach der Diagnose zu konzentrieren. Es kommt zu einer inneren Neuausrichtung und einer Akzeptanz der veränderten Lebenssituation. Neue Ziele und Perspektiven werden entwickelt, und es entsteht die Fähigkeit, wieder positive Aspekte im Leben zu sehen. Diese Phase ist geprägt von einem Gefühl der Erneuerung und der Bereitschaft, das Leben wieder aktiv zu gestalten.

Die Diagnose einer schweren Krankheit stellt das Leben oft auf den Kopf und erfordert tiefgreifende Anpassungen und Veränderungen. In dieser Phase geht es darum, sich wieder auf das Leben und den Alltag zu konzentrieren und schrittweise in ein normales Leben zurückzufinden. Dieser Prozess beinhaltet häufig Rehabilitationsmaßnahmen, die Wiedereingliederung ins Berufsleben und den Umgang mit finanziellen Aspekten wie dem Übergangsgeld.

Rehabilitationsmaßnahmen spielen eine zentrale Rolle in der Neuorientierung. Sie zielen darauf ab, die körperliche und psychische Gesundheit wiederherzustellen und die Betroffenen bestmöglich auf den Alltag vorzubereiten. Reha-Maßnahmen umfassen therapeutische Ansätze, physiotherapeutische Übungen und Schulungen zur Krankheitsbewältigung, die helfen, die eigene Leistungsfähigkeit und Lebensqualität zu verbessern.

Ein weiterer wichtiger Schritt ist die Wiedereingliederung ins Berufsleben. Die Rückkehr an den Arbeitsplatz stellt eine bedeutende Herausforderung dar, bietet jedoch auch die Möglichkeit, wieder Normalität und Struktur im Alltag zu finden. Hierbei unterstützt das stufenweise Wiedereingliederungsverfahren auch "Hamburger Modell" genannt, bei dem Betroffene schrittweise und angepasst an ihre Leistungsfähigkeit wieder in ihren Beruf zurückkehren können. Dies ermöglicht eine langsame Steigerung der Arbeitsbelastung und hilft, Überforderung zu vermeiden. Während der Wiedereingliederung und der Rehabilitationsphase spielt das Übergangsgeld eine wichtige finanzielle Rolle. Das Übergangsgeld wird von der Rentenversicherung gezahlt und dient dazu, den Einkommensverlust während der Rehabilitation und Wiedereingliederung abzufedern. Es bietet finanzielle Sicherheit und Unterstützung, damit sich Betroffene voll und ganz auf ihre Genesung und die Rückkehr ins Berufsleben konzentrieren können.

Ziel ist es, Ihnen die notwendigen Ressourcen und Unterstützung an die Hand zu geben, um diese Phase erfolgreich zu meistern und eine neue, stabile Lebenssituation aufzubauen.

Zuständige Leistungsträger einer Reha

Eine **Rehabilitationsmaßnahme** ist im Anschluss an eine OP oder nach einer Chemotherapie bzw. Strahlenbehandlung sinnvoll. Früher wurde dies als Anschlussheilbehandlung bezeichnet, heute heißt diese medizinische Rehabilitation **Anschlussrehabilitation** und kann direkt nach einem Krankenhausaufenthalt oder auch nach einer ambulanten Operation begonnen werden. Sie findet ambulant oder stationär statt und beginnt nach der abgeschlossenen medizinischen Behandlung. Allerdings kann eine Reha auch begonnen werden, wenn beispielsweise eine Chemotherapie in Tablettenform weiterhin fortgeführt wird. Onkologische Nachsorgeleistungen können bis zu einem Jahr nach der Erstbehandlung und bei Komplikationen bis zu zwei Jahren danach erbracht werden. In der Regel sollte sie 14 Tage nach Beendigung der Chemotherapie begonnen werden. Diese **onkologische Rehabilitation**, auch **Rehabilitation nach Tumorerkrankung** genannt, in Form einer **Nach- oder Festigungskur** dient der gesundheitlichen Stabilisierung und der Beseitigung von Funktionsstörungen. Ebenso werden die seelischen Folgen der Tumorerkrankung behandelt.

In der Regel dauert sie drei Wochen, kann aber gegebenenfalls verlängert werden. Die medizinische Rehabilitation umfasst Maßnahmen, die die Ausheilung der Erkrankung und Wiederherstellung der Gesundheit unterstützen.

Bei einer **beruflichen Rehabilitation**, die **Leistungen zur Teilhabe am Arbeitsleben** genannt wird, haben die Maßnahmen das Ziel, die Erwerbsfähigkeit zu erhalten, zu verbessern, wiederherzustellen oder dauerhaft zu sichern.

Die Rehabilitation spielt eine entscheidende Rolle in der Genesung und Wiedereingliederung ins Berufsleben von Patienten. Ziel ist es, die körperlichen und seelischen Folgen einer Erkrankung zu lindern oder zu beseitigen, eine Verschlimmerung zu verhindern und Betroffene dabei zu unterstützen, mit den Folgen einer meist chronischen Krankheit umzugehen. In Deutschland sind verschiedene Sozialversicherungsträger für die Finanzierung von Rehabilitationsleistungen zuständig, darunter die gesetzliche Kranken-, Renten- und Unfallversicherung.

Die Reha-Maßnahme ist ein integraler Bestandteil der Krankheitsbehandlung und steht gleichwertig neben der Therapie durch den niedergelassenen Arzt und der stationären Behandlung im Krankenhaus. Wenn die Rehabilitation zur Wiederherstellung der Gesundheit dient, übernimmt in der Regel die Krankenkasse die Kosten. Handelt es sich um Maßnahmen zur Wiederherstellung oder zum Erhalt der Erwerbsfähigkeit, ist häufig der Rentenversicherungsträger für die Finanzierung zuständig. Die Reha-Maßnahme hilft somit nicht nur, die Gesundheit und Lebensqualität zu verbessern, sondern auch die berufliche Wiedereingliederung zu fördern.

Seit dem 01.07.2024 regelt § 42a SGB XI die Unterbringung der Pflegeperson eines Pflegebedürftigen während einer stationären Reha- oder Vorsorgemaßnahme. Die Mitaufnahme der Pflegeperson in derselben Einrichtung wird erleichtert, alternativ ist eine Betreuung in einer ambulanten oder vollstationären Pflegeeinrichtung möglich.

Bei unklarer Zuständigkeit der Kostenübernahme kann man sich im Krankenhaus, beim Sozialdienst, bei der deutschen Rentenversicherung, bei Krankenkassen, Agenturen für Arbeit und bei der Stadtverwaltung erkundigen.

Den Antrag muss der Patient immer selbst stellen und die Verordnung der behandelnde Arzt. Der Antragsteller hat eine sozialrechtliche Mitwirkungspflicht. Das heißt, er muss alle Unterlagen offenlegen, die für die Gewährung der Reha-Leistung nötig sind. Der Antrag kann bei einem Rehabilitationsträger gestellt werden. Falls dieser nicht zuständig ist, muss er den Antrag innerhalb von zwei Wochen an den zuständigen Rehabilitationsträger weiterleiten.

Wann und wo die Reha stattfindet, bestimmt der Träger, der Patient hat jedoch ein Wunsch- und Wahlrecht.

Bei Ablehnung eines Antrags kann binnen vier Wochen vom Patienten selbst Widerspruch eingelegt werden. Er muss nicht begründet werden, doch mit einer Begründung hat der Widerspruch eine höhere Erfolgschance. Bei einem erneuten Widerspruchsbescheid kann man beim Sozialgericht Klage einreichen.

Neubeginn für das Arbeitsleben – Berufliche Rehabilitation

Wenn Sie aufgrund gesundheitlicher Einschränkungen Ihren Beruf nicht mehr ausüben können, bietet die Deutsche Rentenversicherung Unterstützung durch **Leistungen zur Teilhabe am Arbeitsleben** (LTA) an. Diese Maßnahmen zielen darauf ab, Ihre Erwerbsfähigkeit zu erhalten und Ihnen neue Berufschancen zu eröffnen.

Voraussetzungen

- Sie müssen aus gesundheitlichen Gründen in Ihrem Beruf eingeschränkt sein.
- Bestimmte versicherungsrechtliche Bedingungen, wie z. B. die "Wartezeit von 15 Jahren", müssen erfüllt sein.
- Ausschlussgründe, wie der Beamtenstatus, können den Anspruch der Zahlung aus der Rentenversicherung verhindern.

Antragstellung

Der Antrag auf berufliche Rehabilitationsleistungen kann bei der Rentenversicherung, Krankenkassen oder Versicherungsämtern gestellt werden. Ein Reha-Berater kann Sie im gesamten Prozess unterstützen und ist Ansprechpartner für alle Fragen.

Arten der Leistungen

- **Arbeitsplatzsicherung**: Maßnahmen, um Ihren aktuellen Arbeitsplatz zu erhalten.

- **Aus- und Weiterbildungen**: Neue berufliche Perspektiven bei Behinderung durch Umschulungen oder Qualifikationen. Die Auswahl der Maßnahmen wird individuell angepasst, basierend auf Ihrer Eignung, Neigung und der aktuellen Arbeitsmarktlage.

Durchführung und Dauer

Leistungen werden möglichst wohnortnah durchgeführt, es sei denn, die Schwere Ihrer Behinderung erfordert stationäre Betreuung. Die Dauer richtet sich nach dem angestrebten Berufsziel, wobei Weiterbildungen in der Regel auf zwei Jahre begrenzt sind.

Kosten und finanzielle Absicherung

- **Kostenübernahme**: Die Rentenversicherung trägt die Kosten der Rehabilitation.

- **Übergangsgeld**: Sie erhalten während der Maßnahmen Übergangsgeld zur finanziellen Absicherung.

- **Zusatzleistungen**: Erstattungen für Reisekosten, Haushaltshilfe oder Kinderbetreuung - wenn nötig - trägt der Rentenversicherungsträger.

- Während der Rehabilitation sind Sie in der Renten-, Kranken- und Pflegeversicherung versichert.

Versicherungsschutz

Während der Teilnahme an einer beruflichen Rehabilitation sind Sie unfallversichert – sowohl in der Bildungseinrichtung als auch auf dem Weg dorthin. Bei betrieblichen Maßnahmen übernimmt der Ausbildungsbetrieb den Versicherungsschutz.

Diese Leistungen ermöglichen es Ihnen, trotz gesundheitlicher Einschränkungen eine erfolgreiche berufliche Zukunft zu gestalten.

Leistungen zur Teilhabe am Arbeitsleben sind beispielsweise:

- Technische Hilfen und persönliche Hilfsmittel
- Kraftfahrzeughilfe
- Leistungen zur Aktivierung und beruflichen Eingliederung
- Wohnungshilfen
- Arbeitsassistenz
- Förderung der Aufnahme einer selbständigen Tätigkeit (Gründungszuschuss)
- Leistungen in einer Werkstatt für behinderte Menschen (WfbM)

Grundsätzlich gilt: Reha vor Rente und Reha vor Pflege!

Wichtig ist auch, dass der Patient fit genug für eine Reha-Maßnahme ist und der aktuelle Zustand positiv beeinflussbar ist. Versicherungsrechtliche Voraussetzungen für eine Reha werden im Vorfeld geprüft, wie Erfüllung der Wartezeit oder Zahlung von Pflichtbeiträgen über sechs Monate in den letzten zwei Jahren vor Antragstellung.

Die Rentenversicherung übernimmt die Kosten für Reise, Unterkunft, Verpflegung, medizinische Betreuung und therapeutische Maßnahmen bei Rehabilitationsleistungen. Bei stationären Leistungen müssen Versicherte eine Zuzahlung leisten, die maximal 10 € pro Tag beträgt und für höchstens 42 Tage (bzw. 14 Tage bei Anschlussrehabilitation) im Kalenderjahr gilt. Bereits geleistete Zuzahlungen bei anderen Rehabilitationsmaßnahmen und Krankenhausaufenthalten werden angerechnet. Bei einer ambulanten Reha-Maßnahme entfällt der Eigenanteil.

Jugendliche unter 18 Jahren und Personen, die während der Rehabilitation Übergangsgeld beziehen, sind von der Zuzahlung befreit. Die Höhe der Zuzahlung richtet sich nach dem Nettoeinkommen und den gesetzlichen Regelungen zum Zeitpunkt der Antragstellung. Es gibt Möglichkeiten, sich ganz oder teilweise von der Zuzahlung befreien zu lassen. Anträge hierfür können direkt beim Rentenversicherungsträger eingereicht oder online heruntergeladen werden.

Eine vollständige Befreiung ist möglich, wenn das monatliche Nettoeinkommen unter 1.415 € liegt (Stand 01/2025). Für Einkommen über diesem Wert gelten gestaffelte Zuzahlungen, die von der familiären und pflegerischen Situation abhängen, beispielsweise wenn Kinder im Haushalt leben oder eine Pflegebedürftigkeit anerkannt ist. Die genaue Staffelung für das Jahr 2024 u. 2025 ist wie folgt:

- Unter 1.415 €: keine Zuzahlung
- Ab 1.415 €:   5,00 €
- Ab 1.555,40 €: 6,00 €
- Ab 1.696,80 €: 7,00 €
- Ab 1.838,20 €: 8,00 €
- Ab 1.979,60 €: 9,00 €
- Ab 2.121,00 € 10,00 €

Weitere Details und Voraussetzungen können beim Rentenversicherungsträger erfragt werden.

Übergangsgeld während einer Reha-Maßnahme

Wenn Sie aus dem Bezug von Krankengeld in eine Reha-Maßnahme wechseln, müssen Sie Übergangsgeld beantragen. Wenn das Übergangsgeld gewährt wird, ruht der Anspruch auf Krankengeld, da diese beiden Leistungen sich gegenseitig ausschließen. Während der Reha zahlen die Krankenkassen kein Krankengeld.

Unabhängig davon, ob Sie gesetzlich oder privat krankenversichert sind, erhalten Sie Übergangsgeld von der gesetzlichen Rentenversicherung, sofern Sie vor Beginn Ihrer Reha oder Krankschreibung gearbeitet haben und ein Einkommen bezogen haben.

Patienten, die **Übergangsgeld** während der Reha bekommen, müssen nichts dazu zahlen.

Übergangsgeld erhalten auch Arbeitslosengeld-I- oder -II-Bezieher, die während der Arbeitslosigkeit erkranken oder bereits als schwerbehindert anerkannt sind, sofern sie die entsprechenden Voraussetzungen erfüllen. Dieser Unterhaltsersatz soll Einkommenslücken während der Reha schließen, muss beantragt werden und richtet sich nach dem letzten Arbeitseinkommen. Übergangsgeld ist eine finanzielle Unterstützung, die als Ersatz für das reguläre Gehalt dient. Es wird gezahlt, wenn Sie aufgrund einer Krankheit länger als sechs Wochen arbeitsunfähig sind und keinen Anspruch mehr auf Lohnfortzahlung haben. Personen, die kein Einkommen haben, erhalten daher kein Übergangsgeld. Hier eine Gegenüberstellung der Unterschiede zwischen Übergangsgeld und Krankengeld:

	Übergangsgeld	Krankengeld
Wie hoch?	68 % des Nettogehalts, 75 % wenn Kinder im Haushalt leben	70 % des Bruttogehalts, aber maximal 90 % des Nettogehalts
Wer zahlt?	Rentenversicherung	Krankenkasse
Wann?	Bei stufenweiser Wiedereingliederung oder Reha	Bei Krankschreibung ab der 7. Woche
Wie lange?	Maximal 6 Wochen	Maximal 78 Wochen

Privatversicherte haben Anspruch auf Rehabilitationsleistungen nur dann, wenn diese ausdrücklich im Versicherungsvertrag vereinbart sind und der entsprechende Tarif eine Zuzahlung vorsieht.

Übergangsgeld – Zusammenfassung

Übergangsgeld ist eine finanzielle Unterstützung während der Teilnahme an medizinischen Rehabilitationsmaßnahmen oder beruflicher Wiedereingliederung. Es dient der Sicherstellung der wirtschaftlichen Versorgung des Versicherten und seiner Familie, wenn der Anspruch auf Entgeltfortzahlung durch den Arbeitgeber erschöpft ist.

Voraussetzungen

- Anspruch auf Übergangsgeld besteht, wenn zuvor Arbeitseinkünfte erzielt und Beiträge zur Rentenversicherung gezahlt wurden.
- Auch Empfänger von Krankengeld oder Arbeitslosengeld können Übergangsgeld erhalten.

Höhe des Übergangsgeldes

- **Ohne Kind**: 68 % des letzten Nettoarbeitsentgelts.
- **Mit Kind**: 75 % des letzten Nettoarbeitsentgelts.
- Bei **Selbstständigen**: 80 % des Einkommens, das der Rentenversicherung Beitragszahlung zugrunde liegt.

Besondere Regelungen

- Übergangsgeld wird während der stufenweisen Wiedereingliederung weitergezahlt, wenn die Arbeitsfähigkeit nach einer Rehabilitationsmaßnahme schrittweise wiederhergestellt wird.
- Einkünfte während des Bezugs von Übergangsgeld werden angerechnet.

Das Übergangsgeld endet mit der vollen Wiederaufnahme der Erwerbstätigkeit oder dem Abbruch der Wiedereingliederung.

Wann besteht kein Anspruch auf Reha Leistungen von der Dt. Rentenversicherung:

- Patienten, die wegen eines Arbeitsunfalls oder einer Berufskrankheit behandelt werden. Hier übernimmt die Unfallversicherung oder Berufsgenossenschaft die möglichen Kosten.

- Patienten, die eine Altersrente beziehen oder beantragt haben.

- Patienten, die akut behandelt werden müssen.

- Beamten oder Pensionäre

- Patienten, die in den letzten vier Jahren in einer Reha-Maßnahme waren (evtl. Ausnahme prüfen)

- Patienten, die sich in Altersteilzeit in der passiven Phase befinden.

Wer trägt die Kosten der Rehabilitationsmaßnahme?

- Die Rentenversicherung: bei Rentenversicherten, Berenteten oder Mitversicherten

- Das Sozialamt: weder Kranken- noch Rentenversicherte

- Die Unfallversicherung oder Berufsgenossenschaft: nach einem Arbeitsunfall oder bei einer Berufskrankheit

- Das Versorgungsamt: bei Kriegs- oder Wehrdienstbeschädigten oder Opfern einer Gewalttat

- Die Beihilfestelle: bei Angehörigen des öffentlichen Dienstes

Ausnahme: Angehörige von Kammer-Berufen, die über ein Versorgungswerk rentenversichert sind, unterliegen gesonderten Regeln bei Rehabilitationsmaßnahmen.

Stufenweise Wiedereingliederung in das Berufsleben - Hamburger Modell

Das Hamburger Modell ist eine Maßnahme für Arbeitnehmer, nach längerer Krankheit wieder in das Berufsleben eingegliedert zu werden mit steigender Belastung. Diese Maßnahme ist für Arbeitnehmer und Arbeitgeber freiwillig. Der Arzt erstellt individuell einen Plan mit einer Stundenanzahl pro Woche auf einzelne Tage verteilt und beschreibt die maximale Arbeitsbelastung (heben, sitzen, stehen). Während dieser Zeit ist der Arbeitnehmer arbeitsunfähig krankgeschrieben und erhält Krankengeld.

Erhalten Sie in dieser Zeit Gehalt von Ihrem Arbeitgeber, wird das Krankengeld entsprechend reduziert. Insgesamt wird sichergestellt, dass Ihr Krankengeld zusammen mit Ihrem aktuellen Gehalt nicht höher ist als Ihr vorheriges Nettoarbeitsentgelt. Weitere Info: www.einfach-teilhaben.de

Zuzahlungsbefreiung

Gesetzlich Versicherte müssen für Medikamente, Heil- und Hilfsmittel sowie Krankenhausaufenthalte einen Eigenanteil leisten. Vor allem bei pflegebedürftigen Personen können dadurch hohe Beträge entstehen. Allerdings gibt es eine gesetzliche Obergrenze für die jährlichen Zuzahlungen.

Befreiung von der Zuzahlungspflicht

Ab Erreichen einer individuellen Belastungsgrenze, die sich am Einkommen des Haushalts orientiert, ist eine Befreiung von Zuzahlungen möglich. Alternativ können zu viel gezahlte Beträge rückwirkend erstattet werden. Dafür muss ein Antrag bei der Krankenkasse gestellt werden, wobei die Belege für alle Zuzahlungen erforderlich sind.

Was ist die Zuzahlungsbefreiung?

Die Zuzahlungsbefreiung soll sicherstellen, dass hohe Gesundheitskosten niemanden finanziell überfordern. Gesetzlich Versicherte leisten Zuzahlungen bis zur persönlichen Belastungsgrenze, die meist bei 2 % des Einkommens liegt. Für chronisch Kranke gilt eine reduzierte Grenze von 1 %. Voraussetzung für die Befreiung ist ein Antrag bei der Krankenkasse.

Rückwirkende Zuzahlungsbefreiung

Ein Antrag auf Erstattung bereits geleisteter Zuzahlungen kann bis zu vier Jahre rückwirkend gestellt werden. Wichtige Voraussetzung: Alle Zahlungsnachweise müssen sorgfältig aufbewahrt werden.

Voraussetzungen und Berechnung der Belastungsgrenze

Die Belastungsgrenze ergibt sich aus dem Bruttoeinkommen des Haushalts abzüglich geltender Freibeträge. Sie beträgt in der Regel 2 % des bereinigten Einkommens, für chronisch Kranke nur 1 %. Als chronisch krank gelten Personen, die regelmäßig ärztlich behandelt werden und beispielsweise einen Pflegegrad von 3 oder höher haben, einen Grad der Behinderung von mindestens 60 oder eine fortlaufende medizinische Versorgung benötigen.

Relevantes Einkommen und Freibeträge

Zum relevanten Einkommen zählen Löhne, Renten, Mieteinnahmen und andere wiederkehrende Zahlungen. Freibeträge können für Ehepartner (6.363 €) und Kinder (9.312 € pro Kind) abgezogen werden. Zweckgebundene Leistungen wie Pflegegeld oder Wohngeld zählen nicht zum Einkommen.

Antrag auf Zuzahlungsbefreiung

Die Befreiung kann entweder im Voraus, während des laufenden Jahres oder nachträglich beantragt werden. Beim Antrag müssen Einkommens- und Zuzahlungsbelege sowie ggf. Nachweise für chronische Erkrankungen eingereicht werden.

Befreiungsausweis

Nach erfolgreichem Antrag stellt die Krankenkasse einen Befreiungsausweis aus, der für das jeweilige Kalenderjahr gilt und bei Bedarf vorgelegt werden kann.

Sonderregelungen und wichtige Hinweise

- **Heimbewohner:** Sozialhilfeträger können Zuzahlungen vorab als zinsloses Darlehen übernehmen.
- **Nicht anrechenbare Kosten:** Eigenanteile für Zahnersatz, Brillen oder nicht verordnete Hilfsmittel zählen nicht als Zuzahlungen und sind weiterhin selbst zu tragen.

Beispielberechnung der Belastungsgrenze

- **Familie mit zwei Kindern:** Belastungsgrenze bei 75.013 € Einkommen = 1.500,26 € (2 %).
- **Witwe mit Pflegegrad 3:** Belastungsgrenze bei 25.000 € Einkommen = 250 € (1 %).

Nachweise und Steuererklärung

Belege für Zuzahlungen und Einkommen sind essentiell für die Antragstellung. Nicht erstattete Gesundheitskosten können unter bestimmten Voraussetzungen in der Steuererklärung als außergewöhnliche Belastungen geltend gemacht werden.

Zuzahlungen im Überblick

Gesetzlich Krankenversicherte müssen sich durch Zuzahlungen an Gesundheitskosten beteiligen. Die Höhe der Zuzahlung hängt von der jeweiligen Gesundheitsleistung ab. Die wesentlichen Regelungen sind:

- **Arzneimittel**: Zuzahlung von 10 % der Kosten (mindestens 5 €, höchstens 10 €, aber nicht mehr als die tatsächlichen Kosten).

- **Festbetragsregelung**: Bei Arzneimitteln, deren Apothekenpreis den Festbetrag übersteigt, zahlt der Patient die Differenz zusätzlich.

Ausnahmen und Besonderheiten:

1. Befreiung für Kinder und Jugendliche

   ○ Bis zum 18. Lebensjahr keine Zuzahlungen, außer für Fahrkosten.

2. Schwangere

   ○ Keine Zuzahlungen für Arznei-, Verband-, Heil- und Hilfsmittel bei Schwangerschaftsbeschwerden und Entbindung, auch nicht bei stationärer Entbindung.

3. Belastungsgrenze

   ○ Maximal 2 % der jährlichen Bruttoeinkünfte zum Lebensunterhalt aller im Haushalt lebenden Personen pro Kalenderjahr.

   ○ Für chronisch Kranke: 1 % des jährlichen Bruttoeinkommens.

4. Zuzahlungsbefreiung bei Festbetragsarzneimitteln:

   ○ Ein Festbetragsarzneimittel kann von der Zuzahlung befreit werden, wenn der Apothekeneinkaufspreis mindestens 30 % unter dem festgelegten Festbetrag liegt.

5. Rabattvereinbarungen

   ○ Keine Mehrzuzahlungspflicht bei Rabattvereinbarungen zwischen Krankenkasse und Hersteller.

   ○ Krankenkassen können Zuzahlungen um die Hälfte ermäßigen oder aufheben, wenn Einsparungen durch Rabattvereinbarungen erzielt werden.

6. Reha-Sport und Funktionstraining:

   ○ Zuzahlungsfrei als Sachleistungen der Krankenkassen.

Diese Regelungen helfen, die finanzielle Belastung der Versicherten zu begrenzen und spezielle Bedürfnisse zu berücksichtigen.

Lohnfortzahlung und Entgeltfortzahlung – Ihre Rechte bei Krankheit

In Deutschland haben Arbeitnehmer bei krankheitsbedingter Arbeitsunfähigkeit Anspruch auf eine Weiterzahlung ihres Gehalts. Dies wird durch die Begriffe **Lohnfortzahlung** und **Entgeltfortzahlung** geregelt, die oft synonym verwendet werden. Während die Lohnfortzahlung als allgemeiner Begriff für die Weiterzahlung des Gehalts bei Krankheit gilt, ist die Entgeltfortzahlung gesetzlich durch das **Entgeltfortzahlungsgesetz (EFZG)** festgelegt.

Was ist die Lohnfortzahlung?

Die Lohnfortzahlung stellt sicher, dass Arbeitnehmer ihr volles Gehalt auch während einer Erkrankung weiterhin beziehen. Dies erfolgt durch den Arbeitgeber und ist an bestimmte Voraussetzungen geknüpft:

- Mindestens vier Wochen ununterbrochene Beschäftigung im selben Betrieb.
- Arbeitsunfähigkeit aufgrund einer Krankheit, die nicht selbst verschuldet wurde.
- Der Anspruch besteht für bis zu sechs Wochen pro Krankheitsfall.

Nach Ablauf der sechs Wochen übernimmt die Krankenkasse die Zahlung von Krankengeld, sofern die Arbeitsunfähigkeit weiterhin besteht.

Was ist die Entgeltfortzahlung?

Die Entgeltfortzahlung ist im Entgeltfortzahlungsgesetz (EFZG) verankert und betrifft alle Arbeitnehmer, einschließlich Auszubildender, Teilzeitkräfte, Minijobber und Ferienaushilfen. Der Arbeitgeber zahlt dem Arbeitnehmer das volle Gehalt für bis zu sechs Wochen weiter, wenn folgende Voraussetzungen erfüllt sind:

- Das Arbeitsverhältnis besteht seit mindestens vier Wochen.

- Die Arbeitsunfähigkeit ist krankheitsbedingt und nicht selbst verschuldet.

Besonderheiten bei wiederholter Arbeitsunfähigkeit:

- Wenn dieselbe Krankheit innerhalb von 12 Monaten erneut auftritt, werden die Krankheitstage summiert bis auf 6 Wochen.
- Ein neuer Anspruch entsteht, wenn der Arbeitnehmer nach sechs Monaten wieder gesund ist oder eine andere Krankheit vorliegt.

Ausnahmen von der Entgeltfortzahlung

In bestimmten Fällen besteht kein Anspruch auf Entgeltfortzahlung:

- Arbeitsunfähigkeit durch **selbstverschuldete Ursachen**, z. B. riskantes Verhalten, Tätowierungen, Piercings oder Schönheitsoperationen ohne medizinische Notwendigkeit.
- Beendigung des Arbeitsverhältnisses, außer in Sonderfällen wie einer Kündigung aufgrund von Krankheit.

Fazit: Wichtige Punkte zur Lohn- und Entgeltfortzahlung

- Die Lohnfortzahlung durch den Arbeitgeber stellt sicher, dass Arbeitnehmer bei Krankheit **keinen sofortigen Verdienstausfall** erleiden.
- Nach sechs Wochen greift die **Krankenkasse** und zahlt Krankengeld.
- Rechtzeitige und lückenlose **Krankschreibungen** sind entscheidend für den Anspruch.
- Beratung durch den Arbeitgeber, die Krankenkasse oder das Arbeitsamt hilft, individuelle Ansprüche richtig geltend zu machen.

Falls Sie weitere Fragen haben, wenden Sie sich an Ihren Arbeitgeber oder Ihre Krankenkasse, um Ihre spezifischen Rechte zu klären.

Krankengeld

Krankengeld wird nach Ablauf der Entgeltfortzahlung durch den Arbeitgeber von der Krankenkasse gezahlt und kann bei einer Krankheit bis zu maximal 78 Wochen, inklusive der sechs Wochen Entgeltfortzahlung, in Anspruch genommen werden. Arbeitnehmer erhalten es jedoch nur dann, wenn eine lückenlose ärztliche Bescheinigung der Arbeitsunfähigkeit vorliegt. Bereits ein einziger Tag ohne Bescheinigung kann den Anspruch beenden. Nach einer Gesetzesänderung gilt die Krankschreibung ab dem Tag der Ausstellung; rückwirkende Bescheinigungen sind nicht möglich.

Der Anspruch auf Krankengeld bleibt auch nach Beendigung des Arbeitsverhältnisses bestehen, vorausgesetzt, die Arbeitsunfähigkeit wurde vor dem Ende des Arbeitsverhältnisses ärztlich bestätigt und lückenlos dokumentiert. Sollte die Arbeitsunfähigkeit während des Bezugs von Arbeitslosengeld eintreten, besteht unter bestimmten Bedingungen weiterhin Anspruch auf Krankengeld. Ein beschäftigungsloser Arbeitnehmer, der bereits Arbeitslosengeld bezieht, muss bei einer Arbeitsunfähigkeit innerhalb von drei Tagen eine Arbeitsunfähigkeitsbescheinigung bei der Agentur für Arbeit vorlegen. Für die ersten sechs Wochen werden die Leistungen von der Agentur für Arbeit weitergezahlt. Dauert die Arbeitsunfähigkeit darüber hinaus an, übernimmt die zuständige Krankenkasse die Zahlung von Krankengeld.

Die Höhe des Krankengeldes entspricht dem zuvor gezahlten Arbeitslosengeld. Das Krankengeld beträgt 70 % des letzten beitragspflichtigen Arbeitsentgelts, maximal aber 90 % des Nettogehalts, für das zuletzt Beiträge entrichtet wurden (§ 47 SGB V). Der Anspruch besteht jedoch nur, wenn die Arbeitsunfähigkeit während eines rechtmäßigen Bezugs von Arbeitslosengeld eintritt. Während des Bezugs von Krankengeld ruht der Anspruch auf Arbeitslosengeld, sodass dieses nach Ende der Arbeitsunfähigkeit erneut beantragt werden muss. Das Krankengeld beeinflusst einen späteren Anspruch auf Arbeitslosengeld nicht.

Ein Anspruch auf Krankengeld während einer Sperrzeit besteht nicht. Eine Sperrzeit tritt ein, wenn der Arbeitnehmer für das Ende des Arbeitsverhältnisses selbst verantwortlich ist, beispielsweise durch Eigenkündigung. In diesem Fall entfällt für bis zu zwölf Wochen sowohl der Anspruch auf Arbeitslosengeld als auch auf das Krankengeld (§ 49 Abs. 3a SGB V).

Krankengeld und Arbeitslosengeld

1. Krankengeld bei bestehendem Arbeitsverhältnis

- Während eines Arbeitsverhältnisses erhält der Erkrankte bei Arbeitsunfähigkeit (AU) zunächst 6 Wochen Entgeltfortzahlung vom Arbeitgeber.

- Danach kann er bis zu 78 Wochen Krankengeld beziehen, inklusive der 6 Wochen Entgeltfortzahlung innerhalb von 3 Jahren.

- Arbeitnehmer erhalten ab der siebten Woche der Krankheit 70 % des Bruttogehalts, maximal 90 % des Nettogehalts, begrenzt auf 120,75 € pro Tag (Stand 2024).

- Eine Bescheinigung über den Krankheitsfall muss spätestens am siebten Tag nach stationärer Aufnahme bei der Krankenkasse vorliegen.

- Selbstständige können sich freiwillig in der gesetzlichen Krankenversicherung mit Krankengeldanspruch versichern.

2. Krankengeld bei gekündigtem Arbeitsverhältnis

- Tritt die Krankheit vor Ende des Arbeitsverhältnisses ein, bleibt der Anspruch auf Krankengeld bestehen, auch über das Arbeitsverhältnis hinaus.

- Eine lückenlose ärztliche Bescheinigung der AU ist zwingend erforderlich. Eine Lücke auch nur von einem Tag kann den Anspruch auf Krankengeld beenden.

3. Krankengeld nach Beendigung des Arbeitsverhältnisses

- Wird ein Mitarbeiter nach Ablauf der Kündigungsfrist krank, hängt der Anspruch auf Krankengeld von seiner gesetzlichen Krankenversicherung ab.

- Das Krankengeld endet, wenn keine lückenlose AU-Bescheinigung vorliegt oder die 78-Wochen-Grenze erreicht ist.

4. Arbeitslosengeld nach Krankengeldbezug

- Nach Ende des Krankengeldbezugs kann man Arbeitslosengeld beantragen, sofern sie:
  - arbeitslos gemeldet sind,
  - die Anwartschaftszeit erfüllt haben (auch Krankengeldzeiten werden angerechnet),
  - für zumutbare Arbeit verfügbar sind (mindestens 15 Stunden pro Woche).

Nahtlosigkeitsregel

Die Nahtlosigkeitsregel greift, wenn das Leistungsvermögen eines Arbeitnehmers auf weniger als drei Stunden täglich sinkt. Sie sichert den Anspruch auf Arbeitslosengeld bis zur Klärung eines möglichen Rentenanspruchs wegen Erwerbsminderung. Voraussetzung dafür ist eine ärztliche Bestätigung, dass die Einschränkung länger als sechs Monate andauert, sowie die Bereitschaft, im Rahmen des eingeschränkten Leistungsvermögens zu arbeiten. Wird eine Erwerbsminderungsrente bewilligt, endet das Nahtlosigkeits-Arbeitslosengeld; im Falle einer Ablehnung besteht Anspruch auf reguläres Arbeitslosengeld (Versicherungsleistung) oder Arbeitslosengeld II (Bürgergeld).

Wichtig:

- Rechtzeitige und lückenlose AU-Bescheinigungen sind essentiell, um den Anspruch auf Krankengeld oder andere Leistungen zu sichern.

- Eine frühzeitige Meldung der Arbeitslosigkeit an Ihre Agentur für Arbeit, spätestens drei Monate vor Ende des Arbeitsverhältnisses, vermeidet Sperrzeiten und Leistungslücken.

- Beratung durch die Krankenkasse und das Arbeitsamt wird dringend empfohlen, um Ansprüche korrekt geltend zu machen.

Kinderkrankengeld und Pflegefreistellung

Eltern können Krankengeld erhalten, wenn sie aufgrund der Krankheit eines Kindes unter 12 Jahren (oder eines behinderten, hilfsbedürftigen Kindes) nicht arbeiten können und keine andere Betreuungsperson verfügbar ist. Den Anspruch auf Pflegefreistellung haben Sie sofort nach Antritt des Arbeitsverhältnisses.

- **Anspruchsdauer pro Elternteil:** 15 Tage pro Kind, maximal 35 Tage für drei oder mehr Kinder.

- **Für Alleinerziehende:** 30 Tage pro Kind, maximal 70 Tage für drei oder mehr Kinder.

- **Seit 2024:** Unbegrenzter Anspruch bei Begleitung während eines Krankenhausaufenthalts.

Krankentagegeld

Das Krankentagegeld ist nicht zu verwechseln mit dem Krankengeld!

Die Krankentagegeldversicherung in Deutschland ist eine optionale Zusatzversicherung für Arbeitnehmer, Freiberufler und Selbständige. Sie dient dazu, finanzielle Einbußen durch Verdienstausfall im Krankheitsfall zu reduzieren oder vollständig zu kompensieren.

Wichtige Gesundheitsdokumente

Bei einer schweren Erkrankung ist es wichtig, frühzeitig Anträge zu stellen und Dokumente aktuell zu halten, um Absicherung und Versorgung sicherzustellen.

Sofort zu beantragen:

- Schwerbehinderung
- Erwerbsminderungsrente
- Pflegegrad
- Sozialleistungen

Was immer aktuell gehalten werden sollte:

- Alle ärztlichen Befunde: ambulant, stationär oder Reha-Aufenthalte
- Nachweise über Ausbildungszeiten und Prüfungen
- Meldung aller Arbeitsverhältnisse an den Rententräger
- Rechtsschutzversicherung
- Testament, handschriftlich erstellt mit Datum und Ort sowie eigenhändiger Unterschrift mit evtl. Zusatz über Wünsche zum Ablauf der Trauerfeierlichkeiten (Bestattungsverfügung)
- Eine Sorgerechtsverfügung für die minderjährigen Kinder (falls vorhanden)

Absicherung für Selbstständige:

- Berufsunfähigkeitsversicherung
- Ausfallversicherung
- Krankentagegeldversicherung
- Wahlerklärung einer Versicherung für Krankengeld bei der gesetzlichen Krankenkasse
- Generalvollmacht

- Prokura erteilen für eine Vertretung im Betrieb / Firma
- Rechtsschutzversicherung

Aktenordner oder digitale Datei anlegen:

- Alle Anträge und Bescheide in Kopie
- Checkliste mit Daten der Telefonate und Gesprächsnotizen
- Kopien von Briefen an Institutionen wie Deutsche Rentenversicherung
- Fahrtenbuch und Belege für Arztbesuche und Therapien für die Steuererklärung (außergewöhnliche Belastung)
- Medikamentenplan
- Befundberichte aus Krankenhäusern und Rehakliniken
- Aufstellung aller Erkrankungen und behandelnden Ärzte mit Datum
- Adressen der behandelnden Ärzte
- Liste aller Hilfsmittel (ev. für den MD)
- CDs der bildgebenden Verfahren (CT, Röntgen, MRT)

Eine klare und strukturierte Dokumentation ist bei einer schweren Diagnose von unschätzbarem Wert. Sie erleichtert nicht nur die Organisation des Alltags, sondern bietet auch Sicherheit bei der Beantragung von Leistungen, der Kommunikation mit Behörden und der langfristigen Planung. Diese Checklisten und Hinweise sind Ihr persönlicher Kompass, um in einer herausfordernden Lebenssituation Klarheit zu bewahren. Nutzen Sie sie, um den Überblick zu behalten und sich auf die wichtigen Schritte zu konzentrieren.

Medikamentenplan

Mehr Sicherheit durch strukturierte Gesundheitsinformationen

Im Alltag und besonders in Notfallsituationen kann der Zugang zu klaren und strukturierten Gesundheitsinformationen entscheidend sein. Ob bei der Einnahme von Medikamenten, bei Arztbesuchen oder im Notfall – ein Überblick über die persönlichen Gesundheitsdaten und die aktuelle Medikation schützt vor Missverständnissen und gefährlichen Fehlern.

Ein Medikationsplan sorgt dafür, dass alle relevanten Informationen zu verschriebenen Medikamenten übersichtlich dokumentiert sind. Er hilft nicht nur Patienten und Angehörigen, sondern auch Ärzten, Apothekern und Rettungskräften, Wechselwirkungen und Einnahmefehler zu vermeiden. Gleichzeitig schafft er Transparenz über die Behandlung und ermöglicht, die Medikation regelmäßig zu überprüfen.

Die SOS-Notfalldose bietet eine praktische und effektive Möglichkeit, lebenswichtige Informationen stets griffbereit zu haben. In dieser Dose, die im Kühlschrank aufbewahrt wird, lassen sich Krankengeschichte, Medikationsplan und weitere Notfalldaten sicher und zentral ablegen. Der Kühlschrank ist ein fester Bestandteil jeder Wohnung, üblicherweise in der Küche zu finden, was langes Suchen im Notfall überflüssig macht. Dieses einfache Hilfsmittel kann in kritischen Situationen entscheidend sein und Leben retten..

Ein Medikationsplan soll die Sicherheit der Patienten erhöhen und bietet folgende Vorteile:

1. **Übersicht für alle Beteiligten**: Hausärzte, Fachärzte, Kliniken, Apotheker und pflegende Angehörige sehen auf einen Blick alle Medikamente und Dosierungen des Patienten.

2. **Vermeidung von Informationsverlust**: Patienten vergessen oft, alle Medikamente zu nennen, was zu Fehlinformationen führt.

3. **Prüfbarkeit der Medikation**: Der Plan enthält Angaben zur Erkrankung, wodurch Patient und Angehörige prüfen können, ob eine Medikation mit ärztlicher Rücksprache abgesetzt werden kann.

4. **Reduzierung von Einnahmefehlern**: Der Plan hilft, Einnahmefehler zu vermeiden, die besonders bei älteren Menschen häufig vorkommen und oft zu Krankenhauseinweisungen führen.

5. **Vermeidung von Doppelmedikation**: Überschneidungen durch gleiche Wirkstoffe unterschiedlicher Medikamente können verhindert werden.

6. **Wechselwirkungen prüfen**: Apotheker können den Plan nutzen, um Wechsel- und Nebenwirkungen zu überprüfen.

7. **Schneller Zugriff im Notfall**: Notärzte haben direkten Überblick über die Medikation, unabhängig von Hausarzt-Sprechzeiten.

8. **Anpassung nach Klinikaufenthalt**: Der Plan wird aktualisiert, um Fehlmedikationen nach Krankenhausentlassung zu vermeiden.

Der Medikationsplan enthält neben persönlichen Daten wie **Name** und **Geburtsdatum** folgende Informationen:

1. **Medikamentendetails**:
   - Wirkstoffname und Medikamentenname
   - Wirkstärke und Darreichungsform (z. B. Tablette, Lösung)
   - Einheiten/Menge pro Einnahme

2. **Einnahmehinweise**:
   - Zeitpunkt der Einnahme (morgens, mittags, abends, nachts)
   - Besondere Hinweise (z. B. vor dem Essen einnehmen)

3. **Medikationszweck**:
   - Grund der Verordnung (z. B. Diabetes, Schmerzen)

4. **Dauer und Bedarf**:
   - Angaben zur zeitlich begrenzten Anwendung

- Auch Bedarf- und frei verkäufliche Medikamente sollten erfasst sein.
- Der Medikamentenplan sollte immer aktualisiert werden.

Gesetzestext

Der Gesetzestext zum Medikationsplan ist im § 31a des SGB V verankert. Der Medikationsplan ist Bestandteil des E-Health-Gesetzes.

Die SOS-Notfalldose: Lebensretter im Kühlschrank

Die SOS-Notfalldose, auch bekannt als Notfallbox oder SOS-Info-Dose, bietet eine einfache und effektive Möglichkeit, im Notfall wichtige Informationen schnell zugänglich zu machen. Sie wird im Kühlschrank aufbewahrt, da dieser üblicherweise in jedem Haushalt zu finden ist und Rettungsdienste dort gezielt danach suchen können. Ein auffälliger Aufkleber an der Kühlschranktür weist darauf hin, dass die Dose vorhanden ist.

Inhalte und Vorteile

Die kleine Dose schützt wichtige Dokumente wie die Krankengeschichte, den Medikationsplan und weitere medizinische Informationen. Sie wird mit einem Aufkleber und einem Informationsblatt geliefert, das einfach auszufüllen ist. Dadurch wird sichergestellt, dass Ersthelfer und Rettungsdienste sofort auf alle relevanten Daten zugreifen können – ein entscheidender Vorteil in einer Notsituation.

Praktisch und erschwinglich

Die SOS-Notfalldose ist kostengünstig und liegt preislich zwischen 2 - 5 €. Sie ist über die Pharmazentralnummern (PZN) **16505541** oder **17490296** in Apotheken erhältlich. Mit der SOS-Notfalldose schaffen Sie Sicherheit und Klarheit – ein kleines Hilfsmittel mit großer Wirkung!

Elektronische Patientenakte - ePa

Seit Januar 2021 können gesetzlich Versicherte eine elektronische Patientenakte (ePA) nutzen, in der medizinische Befunde und Behandlungsdaten zentral gespeichert werden. Seit 2025 wird sie allen gesetzlich Versicherten bereitgestellt, um den Austausch von Gesundheitsdaten zu verbessern und die Versorgung zu optimieren, z. B. durch einen digital unterstützten Medikationsprozess. Die Nutzung der ePA ist freiwillig (Opt-Out).

Die ePA kann die medizinische Behandlung durch eine bessere Verfügbarkeit von Informationen verbessern, Zeit sparen und Doppeluntersuchungen vermeiden. Patientinnen und Patienten behalten die volle Kontrolle über ihre Daten und entscheiden, welche Informationen gespeichert, gelöscht oder weitergegeben werden.(Quelle: Bundesgesundheitsministerium)

Ein Schritt zu mehr Lebensqualität

Die Diagnose einer schweren Erkrankung wie Multiple Sklerose (MS) bringt zahlreiche Herausforderungen mit sich, die den Alltag erheblich beeinflussen können. Für viele Betroffene stellt ein Schwerbehindertenausweis eine wichtige Unterstützung dar, um behinderungsbedingte Nachteile auszugleichen und den Alltag zu erleichtern. In dieser fiktiven Geschichte begleiten wir Lena S., eine 55-jährige Frau, auf ihrem Weg zum Schwerbehindertenausweis. Ihre Geschichte zeigt, wie sorgfältige Vorbereitung, Durchhaltevermögen und die richtigen Informationen zu einer spürbaren Entlastung und neuen Möglichkeiten im Leben führen können.

Lena S. und der Weg zum Schwerbehindertenausweis: Eine fiktive Geschichte

Lena S., eine 55-jährige Frau, lebt seit mehreren Jahren mit der Diagnose Multiple Sklerose (MS). Die Krankheit hat ihren Alltag stark verändert: Neben der belastenden Fatigue, die ihre Konzentration auf 1,5 Stunden begrenzt, einer Gehbehinderung aufgrund der MS Erkrankung, leidet sie unter

Arthrose in beiden Knien. Ihre Gehstrecke beträgt maximal 700 Meter, und selbst diese Distanz fällt ihr zunehmend schwer. Nach einem intensiven Gespräch mit ihrem Hausarzt und ihrem Mann beschloss Lena, einen Schwerbehindertenausweis zu beantragen, um die Nachteilsausgleiche in Anspruch zu nehmen.

Der Antrag: Vorbereitung und Einreichung

Lena begann mit einer gründlichen Vorbereitung. Sie sammelte sämtliche relevanten Unterlagen, darunter Arztberichte, Entlassungsbriefe aus der Klinik und unterschrieb eine Schweigepflichtentbindungserklärung für ihre behandelnden Ärzte. Mithilfe der Website „www.einfach-teilhaben.de" informierte sie sich über die notwendigen Schritte.

Gemeinsam mit ihrem Mann füllte sie den Antrag auf der Online-Plattform des Landesamtes für Soziales, Jugend und Familie aus. Das digitale Verfahren war für Lena eine Hilfe, da sie den Status ihres Antrags jederzeit online einsehen konnte.

Die Bewilligung: Erleichterung und neue Möglichkeiten

Nach einigen Wochen erhielt Lena die Nachricht zu einem Termin zu einer Begutachtung bei einem Amtsarzt. Es dauerte wieder ein paar Wochen, bis der Bescheid per Post kam. Der Antrag wurde bewilligt. Ihr Schwerbehindertenausweis zeigte einen Grad der Behinderung (GdB) von 60 und das Merkzeichen „G" für erhebliche Einschränkungen der Bewegungsfähigkeit im Straßenverkehr. Damit eröffnete sich eine neue Welt an Möglichkeiten für Lena:

1. **Kostenlose Nutzung des Nahverkehrs**
   Lena entschied sich für die Wertmarke zum Preis von 104 € pro Jahr. Mit dieser konnte sie bundesweit kostenlos Busse und Bahnen des öffentlichen Nahverkehrs nutzen. Das erleichterte ihr die Besuche bei Ärzten und Verwandten erheblich.

2. **Ermäßigungen und steuerliche Vorteile**
   Durch den Behinderten-Pauschbetrag von 1.440 € konnte Lena ihre Steuerlast für die zukünftigen Jahre senken.

3. **Zugang zu Behindertenparkplätzen abgelehnt**
   Lena beantragte einen orangenen Parkausweis, der leider abgelehnt wurde, da sie nicht die erforderlichen Voraussetzungen erfüllte.

4. **Ermäßigung der Bahncard 25 abgelehnt**
   Die ermäßigte BahnCard 25/50 für Personen mit voller Erwerbsminderung und schwerbehinderten Menschen mit einem Grad der Behinderung von mindestens 70 wurde leider nicht bewilligt bei ihrem GdB von 60.

5. **Ermäßigungen**
   Außerdem konnte sie bei manchen Museums- und Theaterbesuchen Vergünstigungen nutzen.

6. **Euro-WC-Schlüssel**
   Für öffentliche Toiletten legte sich Lena den Euro-WC-Schlüssel zu. Damit war es ihr möglich, barrierefreie Toiletten europaweit unkompliziert zu nutzen.

Herausforderungen und positive Veränderungen

Die Erleichterungen halfen Lena, sich in ihrem Alltag freier und unabhängiger zu fühlen. Besonders die kostenfreie Nutzung des Nahverkehrs ermöglichte ihr einen Ausgleich zu ihren Behinderungen. Dennoch blieb der Prozess eine Herausforderung: Die Beantragung erforderte Geduld und präzise Dokumentation.

„Es war viel Arbeit, aber es hat sich gelohnt", sagte Lena. „Jetzt habe ich das Gefühl, dass ich trotz meiner Erkrankung ein Stück Lebensqualität zurückgewinnen konnte."

Fazit: Eine Geschichte der Entlastung und Teilhabe

Lenas Geschichte zeigt, wie wichtig es ist, die bestehenden Möglichkeiten für Menschen mit Behinderungen auszuschöpfen. Der Schwerbehindertenausweis bietet nicht nur finanzielle und logistische Vorteile, sondern auch die Chance, das eigene Leben besser zu organisieren und trotz gesundheitlicher Einschränkungen aktiv zu bleiben. Für Lena war der Schritt ein entscheidender Meilenstein auf ihrem Weg zu mehr Selbstbestimmung.

Wenn Angehörige pflegen: Herausforderungen und Hilfen

Die Pflege eines nahestehenden Menschen ist eine verantwortungsvolle Aufgabe, die mit viel Fürsorge, aber auch mit emotionalen und körperlichen Belastungen verbunden ist. Viele Angehörige übernehmen diese Aufgabe – oft ohne zu wissen, welche Herausforderungen auf sie zukommen und welche Unterstützungsmöglichkeiten es gibt.

Dieses Kapitel soll Ihnen als pflegender Angehöriger Orientierung bieten. Sie erfahren, wie Sie bestmöglich für den erkrankten Menschen da sein können, ohne dabei Ihre eigene Gesundheit und Ihr Wohlbefinden aus den Augen zu verlieren. Zudem erhalten Sie wertvolle Tipps zum Umgang mit den Belastungen der Pflege und Informationen darüber, wo Sie Unterstützung und Entlastung finden können. Denn nur wenn Sie selbst gut versorgt sind, können Sie auch für andere sorgen.

Als Angehöriger für den Kranken da sein

Zeigen Sie dem Kranken, dass er nicht allein ist. Ihre Anwesenheit und Unterstützung sind von unschätzbarem Wert. Seien Sie präsent und lassen Sie den Kranken spüren, dass Sie für ihn da sind. Dies kann das Gefühl der Einsamkeit und Isolation erheblich mindern.

Ablenkung und gemeinsame Zeit

Versuchen Sie, den Kranken abzulenken und Zeit mit ihm zu verbringen. Unternehmen Sie Ausflüge ins Grüne oder organisieren Sie einen Kurzurlaub, wenn es der Gesundheitszustand zulässt. Filmabende oder gemeinsame Aktivitäten können helfen, Normalität in den Alltag des Kranken zu bringen und positive Erlebnisse zu schaffen.

Begleitung zu Arztgesprächen

Bieten Sie an, den Erkrankten zu wichtigen Arztgesprächen zu begleiten. Zwei Personen nehmen oft mehr wahr als eine allein, und gemeinsam können sie sicherstellen, dass alle Fragen und Anliegen besprochen werden. Bereiten Sie vorab gemeinsam eine Liste mit Fragen vor, um die Zeit beim Arztgespräch effizient zu nutzen und sicherzugehen, dass der Erkrankte alle notwendigen Informationen erhält. Häufig ist der Betroffene emotional stark belastet und kann den Gesprächen nicht vollständig folgen oder blockiert emotional. Ihre Unterstützung kann in solchen Momenten sehr hilfreich sein.

Informiert sein und die Umgebung anpassen

Machen Sie sich mit der Erkrankung vertraut, um besser einschätzen zu können, was auf Sie zukommt. Dies hilft Ihnen, die richtigen Entscheidungen zu treffen und die bestmögliche Unterstützung zu bieten. Passen Sie die Umgebung des Kranken an seine Bedürfnisse an. Dies kann die Organisation von Pflegediensten oder die Beantragung von Verhinderungspflege beinhalten, falls Sie selbst die Pflege nicht immer übernehmen können.

Empathie und Sensibilität

Versuchen Sie, kein Mitleid zu empfinden, sondern echte Empathie zu zeigen. Seien Sie ehrlich in Ihren Gefühlen und erklären Sie auch, wenn es Ihnen gerade zu viel wird. Achten Sie sensibel darauf, was der Kranke gerade braucht oder nicht. Respektieren Sie die Bedürfnisse des Erkrankten und akzeptieren Sie, wenn er nicht über seine Erkrankung oder Therapieformen reden möchte und allein sein will.

Akzeptanz und Respekt

Bevormunden Sie den Kranken nicht. Akzeptieren Sie seine Entscheidungen bezüglich Behandlung oder alternativen Therapieformen. Der Kranke sollte das Tempo und den Zeitpunkt bestimmen dürfen. Vermeiden Sie, Druck auf ihn auszuüben oder ihm vorzuschreiben, was zu tun sei.

Notfallplanung

Planen Sie einen Notfall ein, indem Sie einen gepackten Krankenhauskoffer mit den nötigen Unterlagen bereithalten. Dies gibt sowohl Ihnen als auch dem Kranken ein Gefühl der Sicherheit und Vorbereitung für unerwartete Situationen.

Indem Sie diese Empfehlungen befolgen, können Sie eine wertvolle Unterstützung für den Kranken sein und ihm helfen, seinen Alltag bestmöglich zu bewältigen. Ihre Präsenz, Empathie und praktische Hilfe können ein großer Beitrag für die Krankheitsphase des Erkrankten sein.

Umgang mit der Belastung als pflegender Angehöriger

Die Erkrankung eines geliebten Menschen belastet nicht nur den Betroffenen selbst, sondern auch die Angehörigen. Diese Belastung kann emotional, körperlich und finanziell sein. Es ist wichtig, sich dessen bewusst zu sein und geeignete Maßnahmen zu ergreifen, um die eigene Gesundheit und das Wohlbefinden zu schützen.

Ängste und Sorgen zulassen

Lassen Sie Ihre Ängste und Sorgen zu. Es ist normal, sich kraftlos, hilflos und verzweifelt zu fühlen. Diese Gefühle zu unterdrücken, kann auf lange Sicht mehr Schaden anrichten. Akzeptieren Sie, dass diese Emotionen Teil des Prozesses sind und erlauben Sie sich, sie zu durchleben.

Unterstützung suchen

Scheuen Sie sich nicht, Unterstützung von Dritten in Anspruch zu nehmen. Sprechen Sie mit guten Freunden oder nutzen Sie die Angebote von Hospizdiensten, Selbsthilfegruppen, Trauerbegleitern oder Gesprächskreisen bei Institutionen wie Kirchengemeinden. Diese Gespräche können Ihnen helfen, Ihre Gefühle zu verarbeiten und neue Perspektiven zu gewinnen.

Eigene Bedürfnisse beachten

Achten Sie auf sich selbst und nehmen Sie sich regelmäßig Auszeiten. Tun Sie sich etwas Gutes, sei es ein Spaziergang, ein Buch lesen oder ein Treffen mit Freunden. Diese Auszeiten sind wichtig, um neue Kraft zu tanken und weiterhin für den Kranken da sein zu können.

Finanzielle Planung

Planen Sie Ihre Finanzen sorgfältig, um den Kranken nicht zusätzlich zu belasten. Eine gute finanzielle Planung kann helfen, Stress zu reduzieren und sicherzustellen, dass alle notwendigen Ressourcen für die Pflege vorhanden sind.

Offene Kommunikation

Wenn Sie etwas beunruhigt, sprechen Sie zunächst mit einer neutralen Person darüber. Dies kann helfen, Ihre Gedanken zu ordnen und Klarheit zu gewinnen. Anschließend sollten Sie offen und ehrlich mit dem Erkrankten darüber sprechen. Offene Kommunikation kann Missverständnisse vermeiden und das gegenseitige Verständnis fördern.

Ehrlichkeit dem Kranken gegenüber

Seien Sie ehrlich dem Kranken gegenüber. Es ist wichtig, dass auch er weiß, wie es Ihnen geht und dass Sie manchmal Unterstützung benötigen. Diese Ehrlichkeit kann das Vertrauen stärken und die Beziehung vertiefen.

Wenn Sie diese Ideen befolgen, können Sie besser mit der Belastung als pflegende Angehörige umgehen. Es ist entscheidend, dass Sie sich selbst nicht vernachlässigen, um die notwendige Kraft und Energie für die Pflege und Unterstützung Ihres geliebten Menschen zu haben.

Wo bekomme ich Hilfe als pflegender Angehöriger?

Beratungsstellen bei einer Krebserkrankung

Viele Beratungsstellen bieten nicht nur Informationen für Patienten mit einer Krebserkrankung, sondern auch psychosoziale Betreuung für Angehörige und Freunde. Fragen Sie bei Bedarf nach, ob Sie selbst Beratung in Anspruch nehmen können.

Anlaufstellen bei einer Krebserkrankung

Bei einer Krebserkrankung gibt es verschiedene Anlaufstellen, die Ihnen Unterstützung bieten können:

- **INFONETZ KREBS**: Telefonische Beratung
- **Soziale Träger**: Dazu gehören unter anderem Tumorzentren, die Arbeiterwohlfahrt, der Caritasverband, das Diakonische Werk und das Deutsche Rote Kreuz
- **Rehabilitationseinrichtungen**: Speziell für Krebskranke
- **Ambulante psychologische Praxen**

Fazit

Schwere Erkrankungen können jeden treffen und der Umgang damit ist herausfordernd. Behandeln Sie Ihren Angehörigen so, wie auch Sie in solch einer Situation behandelt werden möchten. Seien Sie präsent und respektieren Sie die Bedürfnisse und Entscheidungen des Erkrankten, indem Sie gut gemeinte, aber Druck ausübende Ratschläge vermeiden. Nehmen Sie sich Auszeiten, um Kraft zu tanken, und achten Sie auf Ihre eigene mentale und physische Gesundheit. Nutzen Sie Beratungsangebote und Selbsthilfegruppen, um Unterstützung zu erhalten. Ihre liebevolle Unterstützung, offene Kommunikation und sorgfältige Planung sind entscheidend, um die Herausforderungen gemeinsam zu bewältigen und diese schwierige Zeit zu meistern.

Hilfreiche Adressen und Ressourcen

Deutsche Krebshilfe, Bonn

- www.krebshilfe.de
- www.infonetz-krebs.de
- www.krebsgesellschaft.de
- www.krebsinformationsdienst.de
- www.patientenberatung.de

KOK – Konferenz Onkologischer Kranken- und Kinderkrankenpflege: www.kok-krebsgesellschaft.de

Du bist kostbar – Eine Krebspräventionsinitiative

Bundesministerium für Gesundheit: www.bmg.bund.de

Einfach Teilhaben: www.einfach-teilhaben.de

Onkoscout – Beratungsstellen der Landeskrebsgesellschaften

BIH – Bundesarbeitsgemeinschaft der Integrationsämter und Hauptfürsorgestellen: www.integrationsaemter.de

Deutsche Rentenversicherung: www.deutsche-rentenversicherung.de

Deutscher Hospiz- und Palliativverband e. V: https://www.dhpv.de/start.html

Pflegestützpunkte: In größeren Städten bieten Pflegestützpunkte Hilfe für Menschen mit Pflegebedarf und deren Angehörigen an. Sie unterstützen bei administrativen Anliegen und helfen beim Ausfüllen von Anträgen.

Selbsthilfegruppen: Recherchieren Sie lokale Selbsthilfegruppen, die Ihrer Erkrankung entsprechen. Der Austausch mit anderen Betroffenen kann wertvolle Tipps und Adressen bieten. Beachten Sie jedoch, dass nicht jeder Erkrankte die Atmosphäre in solchen Gruppen verträgt.

Krebs-Wörterbuch: Die Blauen Ratgeber Nr. 41 bietet Erklärungen von medizinischen Fachausdrücken und ist kostenlos bei der Deutschen Krebshilfe erhältlich.

Hilfen für Krebspatienten bei der Rehabilitation

Broschürenreihe: Den Alltag trotz Krebs bewältigen (PDF im Internet)

Info Rehabilitation nach Tumorerkrankung: Die kostenlose Broschüre Nr. 304 kann über die Deutsche Rentenversicherung Bund bezogen werden: Ruhrstr. 2, 10709 Berlin, Tel. 0308650

Die **„COMPASS Private Pflegeberatung"** steht privat versicherten Patienten kostenfrei unter der Telefonnummer 0800 1018800 zur Verfügung.

Für Informationen oder Unterstützung können sich Privatversicherte jederzeit an ihr Versicherungsunternehmen oder an den Verband der Privaten Krankenversicherung e. V. wenden (Adresse: Gustav-Heinemann-Ufer 74c, 50968 Köln, Webseite: www.pkv.de).

Genehmigung eines langfristigen Heilmittelbedarfs: Chronisch Kranke haben Anspruch (32 Abs. 1a SGB V) auf eine langfristige Behandlung durch Krankengymnasten, Physiotherapeuten, Logopäden und Ergotherapeuten über das übliche Maß der hausärztlichen Versorgung hinaus. Weitere Informationen finden Sie hier über die Genehmigung und welche Erkrankungen darunter fallen:

- https://www.g-ba.de/downloads/17-98-3382/2021-04-01_G-BA_Patienten-information_langfristiger-Heilmittelbedarf_bf.pdf

- https://www.kbv.de/media/sp/Heilmittel_Diagnoseliste_Webversion.pdf

Die Versorgungsverwaltung in den Bundesländern und die Landesämter für Soziales, bei denen der Antrag für einen Schwerbehindertenausweis gestellt werden kann:

Baden-Württemberg	unter Aufsicht des Landesversorgungsamtes beim Regierungspräsidium Stuttgart 35 Landratsämter
Bayern	Zentrum Bayern Familie und Soziales (ZBFS)
Berlin	Landesamt für Gesundheit und Soziales Berlin
Brandenburg	Landesamt für Soziales und Versorgung Brandenburg
Bremen	Versorgungsamt Bremen
Hamburg	Behörde für Soziales
Hessen	unter Aufsicht des Landesversorgungsamtes beim Regierungspräsidium Gießen sechs Ämter für Versorgung und Soziales in Kassel, Gießen, Fulda, Wiesbaden, Frankfurt am Main und Darmstadt
Mecklenburg – Vorpommern	Landesamt für Gesundheit und Soziales
Niedersachsen	Niedersächsisches Landesamt für Soziales, Jugend und Familie
NRW	Versorgungsämter kommunalisiert (wahrgenommen durch die Landschaftsverbände, die Kreise und kreisfreien Städte)
Rheinland-Pfalz	Landesamt für Soziales, Jugend und Versorgung
Saarland	Landesamt für Soziales, Gesundheit und Verbraucherschutz
Sachsen	Kommunaler Sozialverband Sachsen
Sachsen-Anhalt	Landesverwaltungsamt
Schleswig-Holstein	Landesamt für soziale Dienste Schleswig-Holstein
Thüringen	Thüringer Ministerium für Soziales, Familie und Gesundheit

Weitere Informationen zu Pflege und Hilfen

- bei Pflegestützpunkten (nicht in allen Bundesländern vorhanden)
- bei Krankenkassen / Pflegekassen
- bei Sozialdiensten von behandelnden Krankenhäusern oder Pflegeeinrichtungen
- auf der Internetseite des Bundesgesundheitsministeriums
- im Internet bei Webseiten rund um die Pflege
- Bürgertelefon des Bundesministeriums für Gesundheit mit Schwerpunkt Pflegeversicherung, Telefon: 0303406066-02
- Sozialverbänden
- in manchen Mehrgenerationenhäusern
- bei ambulanten Pflegediensten: Beratungsbesuche, Betreuungsleistungen nach § 45b SGB XI, allgemeine Pflegeleistung nach SGB XI (Abrechnung erfolgt über die Pflegekassen) und Behandlungspflege (Abrechnung erfolgt über die Krankenkassen)

Zusammenfassung der Checklisten (To-do-Listen)

To-do Liste	Erledigt?	
Betreuungsverfügung oder Vorsorgevollmacht einholen, evtl. beim ZVR hinterlegen	O ja	O nein
Patientenverfügung einholen	O ja	O nein
Organspendeausweis, Testament, Sorgerechtsverfügung	O ja	O nein
Einverständnis für Arztgespräche einholen	O ja	O nein
Bei allein Lebenden **Zweitschlüssel** für die Wohnung jemanden anvertrauen	O ja	O nein
Kontakt zum **Steuerberater** aufnehmen		
Einkommensteuervorauszahlungen reduzieren oder	O ja	O nein
Aussetzen beim Finanzamt beantragen	O ja	O nein
evtl. Prokura einem Vertrauten in einer Firma übertragen	O ja	O nein
Nehmen Sie Kontakt zur **Krankenkasse** auf: Krankenkassenbeitrag auf Mindestbeitrag herabsetzen für hauptberuflich selbstständige Personen bei sozialer Härte	O ja	O nein
ev. Gespräch mit dem Arbeitgeber	O ja	O nein

Zugang zu Konten durch Vertrauensperson klären	O ja	O nein
PINs und Zugangsdaten von PC, Tablet etc.	O ja	O nein
Kontakt mit der **Bank** aufnehmen, Vollmacht über den Tod hinaus	O ja	O nein
Eventuell **Lastschriften** bei der Bank kündigen	O ja	O nein
Alle Vorbefunde und Arztbriefe bei den behandelnden Ärzten anfordern	O ja	O nein
Arzt bzw. Praxis für Zweitmeinung finden	O ja	O nein
Überweisung vom Hausarzt anfordern	O ja	O nein
Termin zur Zweitmeinung vereinbaren	O ja	O nein
Kontakt zum **Sozialdienst des Krankenhauses** aufnehmen und die **Einstufung eines Pflegegrads** beantragen	O ja	O nein
Ggf. nachfragen, wie weit die Beurteilung ist	O ja	O nein
Pflegeplatz für Kurzzeitpflege organisieren	O ja	O nein
Kontakt zu **Pflegeeinrichtungen** aufnehmen	O ja	O nein
Besichtigung vereinbaren	O ja	O nein
Kontakt zur **Psychoonkologie** aufnehmen und Termin vereinbaren	O ja	O nein
Trauerbegleiter, **Seelsorger oder andere psychosoziale Hilfen** in der Umgebung suchen (s. Tabelle mit den Kontakten)	O ja	O nein

Rezept für einen Rollstuhl und / oder einen Rollator oder andere Hilfsmittel beim Hausarzt besorgen — O ja   O nein

Überweisung zu anderen Fachärzten wie Onkologie, Strahlentherapie etc. einholen — O ja   O nein

Verordnung einer Krankenbeförderung für eine ambulante Behandlung auf Dauer bei der Krankenkasse beantragen — O ja   O nein

Attest zur Unterbrechung für das Fitnessstudio bzw. Vereine etc. besorgen und verschicken. — O ja   O nein

Arzt- und Entlassungsbriefe des stationären Krankenhausaufenthaltes zusammentragen, ggf. digitalisieren — O ja   O nein

Adressen der behandelnden Ärzte beifügen — O ja   O nein

Ggf. Verlängerung im Pflegeheim im Rahmen einer Verhinderungspflege beantragen — O ja   O nein

Antrag auf Schwerbehinderung beim zuständigen Landesamt stellen — O ja   O nein

Vorteile des Schwerbehindertenausweises beantragen — O ja   O nein

Unterlagen zur **Beantragung der Erwerbsminderungsrente / Berufsunfähigkeitsrente** zusammentragen — O ja   O nein

Antrag auf Erwerbsminderungsrente / Berufsunfähigkeitsrente stellen — O ja   O nein

Ggf. **rechtlichen Beistand** in Anspruch nehmen — O ja   O nein

Dokumente zur **Befreiung von der Zuzahlung der Medikamente** zusammentragen (s. Übersicht)   O ja   O nein

Antrag auf Befreiung von der Zuzahlung der Medikamente bei der Krankenkasse stellen   O ja   O nein

Sammeln und Ablegen sämtlicher Quittungen und Rechnungen   O ja   O nein

Antrag auf Leistungen aus der Pflegeversicherung ausfüllen und an die Krankenkasse zurücksenden   O ja   O nein

Ggf. nachhaken   O ja   O nein

Pflegetagebuch über 14 Tage führen   O ja   O nein

Wohnraumanpassung beantragen   O ja   O nein

KFW-Förderung beantragen   O ja   O nein

Eigene Punkte

     O ja   O nein

_____

     O ja   O nein

_____

     O ja   O nein

_____

     O ja   O nein

_____

     O ja   O nein

_____

Mit der Phase der Neuorientierung schließt der erste Teil dieses Ratgebers ab. Diese Phase markiert den Übergang von der akuten Krisenbewältigung hin zu einem Leben, das sich wieder nach vorn richtet – mit neuen Perspektiven und Zielen.

Die Diagnose einer schweren Krankheit bringt Herausforderungen, aber auch die Chance mit sich, das Leben neu zu gestalten und auf Stabilität sowie Lebensqualität hinzuarbeiten. Die Schritte der Rehabilitation, beruflichen Wiedereingliederung und finanzieller Absicherung sind essentiell, um diese Neuorientierung erfolgreich zu gestalten.

Orientierung in der Pflegelandschaft – Der Ratgeber zu den Änderungen der Pflegeversicherungsleistungen 2025 rund um die Pflege

Die Pflege eines nahestehenden Menschen oder die eigene Pflegebedürftigkeit stellt uns alle vor Herausforderungen – sei es emotional, organisatorisch oder finanziell. Umso wichtiger ist es, gut informiert zu sein, um die richtigen Entscheidungen treffen zu können und alle verfügbaren Hilfen optimal zu nutzen. Mit der Reform der Pflegeversicherungsleistungen im Jahr 2025 kamen zahlreiche Änderungen auf uns zu, die erhebliche Auswirkungen auf Betroffene und deren Angehörige haben.

Dieser Patientenratgeber gibt Ihnen nicht nur einen Überblick über die verschiedenen Leistungen der Pflegeversicherung, sondern beleuchtet in diesem zweiten Teil detailliert die Neuerungen, die 2025 in Kraft treten. Die Anpassungen betreffen wesentliche Bereiche wie finanzielle Unterstützungen wie Pflegegeld und Pflegesachleistungen, aber auch Leistungen wie den Entlastungsbetrag, Pflegehilfsmittel oder die Verhinderungs- und Kurzzeitpflege. Auch Aspekte wie die Förderung digitaler Pflegeanwendungen (DiPA), die Unterstützung von Wohngruppen sowie Leistungen für teil- und vollstationäre Pflege werden in den Fokus genommen.

Unser Ziel ist es, Ihnen mit diesem Ratgeber ein verlässliches Werkzeug an die Hand zu geben, um die Änderungen der Pflegeversicherungsleistungen zu verstehen und bestmöglich für Ihre individuelle Situation zu nutzen. Egal ob Sie eine Pflegeperson sind, Angehörige unterstützen oder selbst Leistungen in Anspruch nehmen möchten – dieser Ratgeber ist darauf ausgerichtet, Ihnen die neuen Möglichkeiten, Regelungen und Chancen verständlich und praxisnah zu erklären. Gemeinsam schauen wir darauf, wie Sie sich gut auf die Änderungen vorbereiten können und welche Unterstützungen Ihnen ab 2025 zur Verfügung stehen.

Die Pflege eines Angehörigen ist eine anspruchsvolle Aufgabe, die sowohl für den Pflegenden als auch für den Pflegebedürftigen viele Veränderungen mit sich bringt. Damit die Pflege gelingen kann, sollten wichtige Aspekte von beiden Seiten – der des Pflegenden und der des Pflegebedürftigen – bedacht und offen besprochen werden. Nur so können Missverständnisse vermieden, die Bedürfnisse aller Beteiligten berücksichtigt und eine harmonische Betreuung ermöglicht werden.

Einige wichtige Aspekte zu den Überlegungen, Vorkehrungen und Herausforderungen, die Pflege sowohl für den Pflegebedürftigen als auch für die Angehörigen mit sich bringt, stellen wir den objektiven Möglichkeiten finanzieller und praktischer Unterstützung durch die Pflegekassen voran.

Der Pflegealltag ist geprägt von vielfältigen Herausforderungen, die über die reine Versorgung hinausgehen. Pflegekräfte stehen vor unvorhersehbaren Situationen, bürokratischen Hürden und begrenzten Ressourcen. Die Fallbeispiele am Ende einiger Kapitel zeigen die Realität dieses anspruchsvollen Berufs und verdeutlichen, wie Pflegedienste trotz aller Hindernisse mit großem Engagement und spontaner Hilfe Menschen in schwierigen Lebenslagen unterstützen. Sie machen zudem die Bedeutung guter Kommunikation zwischen Pflegebedürftigen, Institutionen und Pflegediensten sichtbar. Die Fallbeispiele sind den jeweiligen Kapiteln zugeordnet und veranschaulichen zentrale Aspekte der Pflegepraxis.

Nehmen Sie sich die Zeit, die für Sie relevanten Informationen zu durchleuchten. Der Weg zur besten Versorgung beginnt mit Wissen – und genau das möchten wir Ihnen mit diesem Ratgeber vermitteln.

Können Sie die Pflege eines Angehörigen übernehmen?

Die Pflege eines Angehörigen erfordert eine bewusste Entscheidung und eine realistische Einschätzung der eigenen Grenzen. Oft neigen pflegende Angehörige dazu, ihre eigenen Bedürfnisse zu vernachlässigen, was langfristig zu Überforderung, Unzufriedenheit oder sogar gesundheitlichen Problemen führen kann. Deshalb ist es wichtig, sich frühzeitig klarzumachen, welche Motivation hinter der Pflege steht: Hinterfragt man, ob man aus Liebe und Fürsorge oder eher aus einem Gefühl von Pflicht oder Schuld handelt? Letzteres birgt die Gefahr, dass man sich schnell überfordert und ausgebrannt fühlt.

Um dauerhaft gute Pflege leisten zu können, ist es essentiell, eigene Wünsche und Bedürfnisse ernst zu nehmen. Arbeit, Hobbys und soziale Kontakte sollten nicht vollständig aufgegeben werden. Angebote wie Tagespflege oder ambulante Dienste können helfen, Freiräume zu schaffen und die Belastung zu reduzieren. Auch die Unterstützung durch die Familie ist entscheidend. Offene Gespräche mit Partner und Kindern sind notwendig, um die neue Situation gemeinsam zu bewältigen und Zeiten für die Familie bewusst einzuplanen.

Zudem ist eine genaue Einschätzung der Pflegesituation hilfreich. Gespräche mit Ärzten und Pflegefachkräften können klären, welche Unterstützung der Angehörige benötigt und welche Herausforderungen zu erwarten sind. Ist der Pflegebedarf zeitlich und emotional tragbar? Welche Aufgaben können Sie übernehmen, und wann ist externe Hilfe sinnvoll? Mit einer klaren Planung und einer guten Balance zwischen Pflege und Eigenverantwortung kann die Pflege eines Angehörigen gelingen, ohne die eigene Lebensqualität zu stark einzuschränken.

Die Perspektive des Pflegebedürftigen

Angehörige nehmen oft an, die Wünsche des Pflegebedürftigen zu kennen, ohne dies direkt zu klären. Das führt leicht zu Missverständnissen: Beispielsweise könnte eine Tochter glauben, dass ihre Mutter am liebsten weiterhin in ihrer vertrauten Wohnung leben möchte, obwohl sie sich längst einsam fühlt und sich den Umzug in eine betreute Wohngemeinschaft wünscht. Ebenso könnte ein Sohn denken, sein pflegebedürftiger Vater lege großen Wert darauf, dass ausschließlich er selbst sich um die Unterstützung kümmert, während der Vater in Wirklichkeit lieber auf einen professionellen Pflegedienst zurückgreifen würde, um die familiäre Beziehung unbelastet zu halten. Solche Annahmen können die Situation für beide Seiten unnötig erschweren.

Offene Kommunikation ist der Schlüssel, um solche Missverständnisse zu vermeiden. Fragen Sie den Pflegebedürftigen direkt nach seinen Vorstellungen zur Pflege und Wohnsituation. Manche bevorzugen eine Betreuung zu Hause, andere sehen sich bereits nach Seniorenheimen um. Auch wenn nicht alle Wünsche umgesetzt werden können, hilft es, die Präferenzen zu kennen und ernst zu nehmen.

Die Pflege verändert oft das Familiensystem, bei dem Kinder die Verantwortung für Eltern übernehmen. Diese neue Dynamik kann belastend sein. Es ist wichtig, bewusst darüber zu sprechen und Aufgaben zu verteilen, die den Bedürfnissen beider Seiten entsprechen. Manche Tätigkeiten, wie die Körperpflege, möchten Pflegebedürftige lieber Fachkräften überlassen, während sie in anderen Bereichen die Unterstützung der Familie schätzen. Externe Hilfsangebote, wie ambulante Pflegedienste, können hier eine sinnvolle Ergänzung sein.

Solche Gespräche erfordern Geduld und Fingerspitzengefühl, da die Pflegebedürftigen die neue Situation oft erst selbst verarbeiten müssen. Eine neutrale Vertrauensperson kann helfen, klärende Gespräche zu führen – zum Beispiel ein unbeteiligter Freund, der emotional nicht direkt in die Situation eingebunden ist.

Auch finanzielle und organisatorische Aspekte, wie die Verfügbarkeit von Pflegeleistungen durch Feststellung eines Pflegegrads, eventuell durch eine private Pflegezusatzversicherung und die Klärung von Einkünften und eigenes Vermögen oder Verbindlichkeiten wie laufende Kredite, sollten frühzeitig berücksichtigt werden. Je besser die Wünsche und Möglichkeiten bekannt sind, desto harmonischer lässt sich die Pflege gestalten.

Pflege betrifft die ganze Familie

Oft rutschen Angehörige unbewusst in die Rolle des Pflegenden, weil sie in der Nähe wohnen oder den engsten Kontakt haben. In Fällen, wie bei pflegebedürftigen Kindern, gibt es keine Alternative, da die Verantwortung klar bei den Eltern liegt.

Bei pflegebedürftigen Eltern ist die Situation jedoch anders. Häufig übernehmen Töchter die Pflege, weil es stillschweigend erwartet wird. Dabei tragen alle Familienmitglieder Verantwortung – auch Söhne oder Geschwister, die beruflich stark eingebunden sind oder weiter entfernt leben.

Die Planung der Pflege sollte gemeinsam erfolgen. Ein Familienrat bietet die Möglichkeit, offen zu besprechen, wer welche Aufgaben übernehmen kann und wie die Pflege so organisiert wird, dass sie für alle Beteiligten entlastend wirkt. Dabei können die unterschiedlichen Fähigkeiten, Kapazitäten und Stärken jedes Einzelnen bestmöglich eingebracht werden.

Fazit

Pflege kann erfüllend sein, aber sie erfordert Planung, klare Kommunikation, faire Verteilung der Aufgaben unter allen Angehörigen, Selbstfürsorge und oft auch Unterstützung von außen. Nur so ist es möglich, die Belastung langfristig zu tragen, ohne das eigene Leben aus den Augen zu verlieren.

Pflegegrade: Unterstützung für Menschen mit krankheitsbedingten Beeinträchtigungen

Pflegegrade stehen nicht nur älteren Menschen zu, sondern auch jungen Menschen, die aufgrund von Krankheiten oder Beeinträchtigungen Unterstützung im Alltag benötigen. Pflegebedürftigkeit kann sich schleichend durch den Verlauf einer Erkrankung entwickeln oder plötzlich eintreten, beispielsweise durch einen schweren gesundheitlichen Vorfall. Hierbei ist die Einstufung in einen Pflegegrad entscheidend, der von der Schwere der Beeinträchtigung abhängt. Die Leistungen aus der Pflegekasse werden nur bei vorliegendem Pflegegrad gezahlt.

Zu den Erkrankungen, die häufig mit einer Pflegebedürftigkeit verbunden sind, zählen unter anderem:

- ALS (Amyotrophe Lateralsklerose): Eine unheilbare Erkrankung des Nervensystems, die zu fortschreitender Muskelschwäche führt.
- COPD (Chronisch obstruktive Lungenerkrankung): Eine chronische Erkrankung der Atemwege, die die Lebensqualität stark einschränken kann.

- Demenz und Alzheimer: Erkrankungen, die mit einem Verlust der geistigen Fähigkeiten einhergehen und die Selbstständigkeit erheblich beeinträchtigen.

- Schwerer Diabetes: Insbesondere bei Folgeschäden wie Nervenschädigungen, Erblindung oder Amputationen.

- Herzinfarkt: Kann dauerhafte Beeinträchtigungen hervorrufen, wie etwa eine verminderte körperliche Belastbarkeit.

- MS (Multiple Sklerose): Eine chronische Erkrankung des zentralen Nervensystems, die zu vielfältigen Einschränkungen führt.

- Osteoporose: Knochenbrüche und Schmerzen schränken die Mobilität und den Alltag ein.

- Dialysepatienten: Regelmäßige Blutwäsche aufgrund eines Nierenversagens erfordert Unterstützung und Begleitung.

- Arthrose und Einschränkungen im Bewegungsapparat: Schwere Formen können die Selbstständigkeit erheblich einschränken.

- Parkinson: Fortschreitende Nervenerkrankung, die Bewegungsabläufe und Alltagsfähigkeiten stark beeinträchtigen kann.

- Epilepsie: Insbesondere bei häufigen und schweren Anfällen, die Betreuung erforderlich machen.

- Apoplex: eine plötzliche (schlagartige) auftretende Durchblutungsstörung im Gehirn mit häufigen Symptome wie Sehstörungen, Sprach- und Sprachverständnisstörungen, Lähmungen und Taubheitsgefühle, Schwindel und Gangunsicherheit, die die Selbstständigkeit im Alltag einschränken.

- Tumorerkrankungen: durch mögliche Nebenwirkungen der Therapie auf Hilfe angewiesen.

- Dialysepatienten benötigen häufig Unterstützung

- Psychiatrische Erkrankungen: Beispielsweise Depressionen oder Schizophrenie, wenn sie die Bewältigung des Alltags erschweren.

Chronische Krankheiten sind häufig ein Grund für die Einstufung in einen Pflegegrad, da sie schrittweise zu einem Verlust von Selbstständigkeit und

Alltagskompetenz führen können. Der Pflegegrad kann bei einer Verschlechterung oder Verbesserung des Gesundheitszustands angepasst werden. Besonders bei sehr schweren Erkrankungen, wie es bei Pflegegrad 5 der Fall ist, erhalten Betroffene umfassende Unterstützung, um eine bestmögliche Versorgung zu gewährleisten.

Pflegegrade bieten somit eine wichtige Grundlage, um den individuellen Bedarf an Hilfe und Unterstützung festzustellen und sicherzustellen, dass Betroffene die notwendige Versorgung erhalten – unabhängig von Alter oder Diagnose.

Antrag auf einen Pflegegrad: Der Ablauf einfach erklärt

Wenn Sie im Alltag dauerhaft auf Unterstützung angewiesen sind und Leistungen der Pflegeversicherung nutzen möchten, benötigen Sie einen Pflegegrad. So funktioniert der Antrag:

1. **Antrag stellen**: Beantragen Sie den Pflegegrad formlos bei der Pflegeversicherung Ihrer Krankenkasse per Telefon, per Post oder Mail.

2. Die Pflegekassen benennen Pflegeberater vor Ort, die in häuslicher Umgebung eine Erstberatung nach **§ 7a SGB XI** durchführen.

3. **Formular ausfüllen**: Nach dem Antrag erhalten Sie ein Formular, in dem persönliche Informationen und Details zur Pflegebedürftigkeit abgefragt werden. Dieses schicken Sie ausgefüllt und unterschrieben zurück.

4. Sie können den **Antrag auch online stellen** oder über **Anbieter im Internet**.

5. Die Pflegeversicherung beauftragt die **Erstellung eines Pflegegutachtens** über den MD bei gesetzlich Versicherten oder über Medicproof bzw. Careproof bei privat Versicherten. Ein Gutachter kommt dafür zu Ihnen nach Hause, um Ihre Situation zu beurteilen, Fragen zu stellen, Abläufe zu beobachten und Ihnen erste Pflegehinweise

zu geben. In bestimmten Fällen kann die Begutachtung auch telefonisch oder per Videokonferenz erfolgen.

6. **Entscheidung**: Basierend auf einem Punktesystem entscheidet die Pflegeversicherung über Ihren Pflegegrad. Dafür kann sie zusätzliche Informationen einholen.

7. **Bescheid erhalten**: Sie erhalten schriftlich Ihren Pflegegradbescheid und das Gutachten. Der Anspruch auf Pflegeleistungen gilt rückwirkend ab Antragstellung (siehe Punkt 1 und 3). Bei Unstimmigkeit mit der Entscheidung können Sie Widerspruch einlegen.

Berechnung des Pflegegrads durch Bewertung von Modulen

Um Leistungen aus der Pflegekasse als Pflegebedürftiger zu bekommen, ist die Bestimmung eines Pflegegrads zwingende Voraussetzung.

Der Pflegegrad wird durch die Bewertung von sechs Modulen ermittelt, die mit festgelegten prozentualen Gewichtungen in die Gesamtpunktzahl einfließen. Die Ergebnisse aus jedem Modul werden zu einem Gesamtpunktwert addiert, der den Pflegegrad bestimmt.

Pflegegrade stehen Menschen jeden Alters mit krankheitsbedingten Beeinträchtigungen zu. Die Einstufung in einen Pflegegrad richtet sich nach der Schwere der Einschränkungen. Die Pflegegrade können sich anpassen, wenn sich der Gesundheitszustand einer Person verändert – sie können erhöht, herabgesetzt oder ganz entfallen.

Die Berechnung des Pflegegrads berücksichtigt leider weder das Ausmaß noch die Intensität der Schmerzen, unter denen der Patient leidet. Auch persönliche Aspekte wie das Vorhandensein eines Haustiers und dessen Versorgung finden dabei keine Berücksichtigung.

Personen im frühen Stadium einer Demenzerkrankung werden oft in Pflegegrad 2 eingeordnet, während Betroffene in weiter fortgeschrittenen Stadien entsprechend höhere Pflegegrade erhalten.

Pflegegrad 5, die höchste Stufe, wird bei schweren körperlichen Beeinträchtigungen wie dem Verlust oder der Funktionsunfähigkeit von Armen oder Beinen vergeben. Ebenso wird dieser Pflegegrad bei fortgeschrittenen Stadien schwerer Erkrankungen wie schwerer Demenz, ALS oder Krebs im Endstadium anerkannt.

Gewichtung der Module:

Die Pflegegrade in Deutschland sind durch Module, die den Unterstützungsbedarf, die Selbstständigkeit und Fähigkeiten einer Person mit ihrer Erkrankung in verschiedenen Lebensbereichen pflegefachlich einschätzen. Der Prozeß der Berechnung ist standardisiert und soll eine objektive Grundlage für die Einstufung des Pflegegrads bieten. Die Module sind verschieden gewichtet, um die individuelle Pflegebedürftigkeit präzise zu bestimmen. Jedes Modul fließt mit einem Wert in die Gesamtbewertung ein. Im Rahmen einer Erkrankung kann sich der Pflegegrad bei Änderung der Fähigkeiten ändern und wird dann neu berechnet. Ziel ist es, eine passgenaue Versorgung der pflegebedürftigen Person zu ermöglichen.

Hier sind die sechs Module der Begutachtung und deren Gewichtungen in Prozent, die in die Gesamtberechnung einfließen (siehe Grafik M1-M6, Erläuterungen s. folgende Seiten):

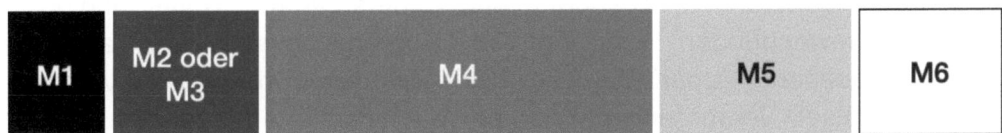

Abbildung: Prozentuale Gewichtung der 6 Module

1. **Mobilität** (10 % - **M1**): Fähigkeit, sich fortzubewegen und Lageveränderungen des Körpers, Halten einer stabilen Sitzposition, Treppensteigen

2. **Kognitive und kommunikative Fähigkeiten** (15 % - **M2**): Reden, örtliche und zeitliche Orientierung, Erkennen von Personen, Erinnern an Ereignisse, Entscheidungen treffen, Steuern von Alltagshandlungen, Verstehen von Sachverhalten, Erkennen von Risiken und Gefahren, Bedürfnisse mitteilen.

3. **Verhaltensweisen und psychische Problemlagen** (15 % - **M3**): Psychische Probleme und Verhaltensweisen wie selbstschädigendes Verhalten, nächtliche Unruhe, Beschädigen von Gegenständen, aggressives Verhalten und verbale Aggression gegenüber anderen Personen, Wahnvorstellungen, Abwehr gegen pflegerische Maßnahmen, Ängste, Antriebslosigkeit bei Depression, motorische Auffälligkeit, Rastlosigkeit, Wahnvorstellungen, sozial unangemessenes Verhalten, pflegerelevantes unangemessenes Verhalten.

4. **Selbstversorgung** (40 % - **M4**): Körperpflege von Oberkörper, Kopf inkl. Waschen der Haare und Intimbereich, Unterkörper waschen, An- und Auskleiden, Toilettengang inkl. gegebenenfalls Umgang mit Einmalkatheterisierung, Dauerkatheter, Urostoma und Stoma, Essenszubereitung und -einnahme, insgesamt alles, was zur Grundpflege gehört

5. **Bewältigung und möglichst selbstständiger Umgang mit krankheits- oder therapiebedingten Anforderungen und Belastungen** (20 % - **M5**): Umgang mit Medikamenten und Injektionen, Diätvorschriften einhalten, Wundversorgung, Messung und Deutung von Körperzuständen, Absaugen und Sauerstoffgabe, Kälte- und Wärmeanwendungen, Einreibungen, Kompressionsstrümpfe an- und ausziehen, körpernahe Hilfsmittel anlegen (Prothesen), Verbandwechsel, Versorgung mit Stoma, Einmalkatheterisierung, häusliche Therapiemaßnahmen (Beatmung), zeit- und technikintensive Maßnahmen zu Hause (Hämodialyse), Arztbesuchen und Therapien. Bewertet wird der Hilfebedarf pro Tag und die Selbstständigkeit zur

Verrichtung der Punkte. Achtung: Bei Gebrauchsunfähigkeit beider Arme oder Beine erfolgt automatisch die Einstufung in Pflegegrad 5!

6. **Gestaltung des Alltagslebens und soziale Kontakte** (15 % - **M6**): Gestaltung des Tages, Kontakt zu Menschen, Anpassung an Veränderungen, Pläne machen, Interaktion mit Personen im Umfeld.

Bei den Modulen 1, 4 und 6 wird beurteilt, ob die einzelnen Punkte selbstständig, überwiegend selbstständig, überwiegend unselbstständig oder unselbstständig verrichtet werden können. Im Bereich 2 und 3 fließt in die Gesamtrechnung nur ein Wert ein und zwar der höhere Wert von beiden.

Die Einteilung in Pflegegrade richtet sich danach, wie gut eine Person in den sechs verschiedenen Lebensbereichen zurechtkommt. Jeder dieser Bereiche wird mit Punkten bewertet. Diese Punkte werden anschließend mit einer festgelegten prozentualen Gewichtung der einzelnen Bereiche verrechnet. Das Ergebnis dieser Berechnung bestimmt den Pflegegrad der Person.

Hier ist die Übersicht der Punktzahlen und die Einstufung der Pflegegrade:

1. Pflegegrad 1:

- **Punktzahl**: 12,5 bis unter 27
- **Bedeutung**: Keine Beeinträchtigung der Selbstständigkeit oder der Fähigkeiten.

2. Pflegegrad 2:

- **Punktzahl**: 27 bis unter 47,5
- **Bedeutung**: Geringe Beeinträchtigung der Selbstständigkeit oder der Fähigkeiten.

3. Pflegegrad 3:

- **Punktzahl**: 47,5 bis unter 70
- **Bedeutung**: Erhebliche Beeinträchtigung der Selbstständigkeit oder der Fähigkeiten.

4. Pflegegrad 4:

- **Punktzahl**: 70 bis unter 90
- **Bedeutung**: Schwere Beeinträchtigung der Selbstständigkeit oder der Fähigkeiten.

5. Pflegegrad 5:

- **Punktzahl**: 90 bis 100
- **Bedeutung**: Schwerste Beeinträchtigung der Selbstständigkeit oder Fähigkeiten mit besonderen Anforderungen an die pflegerische Versorgung.

Diese Punktzahlen ergeben sich aus der gewichteten Bewertung der sechs Module. Je höher die Punktzahl, desto größer ist der Unterstützungsbedarf der Person, was einen höheren Pflegegrad zur Folge hat.

Jedes Modul bewertet die Beeinträchtigung der Selbstständigkeit oder Fähigkeiten mit einer bestimmten Punktzahl, die dann gewichtet wird. Die Punktzahl ergibt sich aus der Schwere der Beeinträchtigungen in den jeweiligen Modulen, die anhand festgelegter Kriterien bewertet werden.

Im Internet können kostenlos Pflegegradrechner für die eigene Einschätzung herangezogen werden.

Im Pflegegutachten wird geprüft, welche Maßnahmen die Situation des Antragstellers verbessern oder Verschlimmerungen verhindern können, z. B. durch medizinische Reha, therapeutische oder präventive Maßnahmen sowie geeignete Hilfsmittel.

Empfehlungen für Hilfsmittel im Gutachten gelten mit Zustimmung des Pflegebedürftigen als Leistungsantrag und ersetzen eine ärztliche Verordnung.

Bearbeitungsfrist für Pflegeanträge

Die Pflegekasse muss Ihnen innerhalb von 25 Arbeitstagen nach Eingang Ihres Antrags schriftlich den Pflegegradbescheid zusenden. Diese Frist beginnt am Tag, an dem Ihr Antrag – ob telefonisch, schriftlich oder online – bei der Pflegekasse eingeht.

Wird die Frist überschritten, haben Sie Anspruch auf 70 € Entschädigung für jede angefangene Woche der Verzögerung. Ausnahmen gelten, wenn die Verzögerung nicht durch die Pflegekasse verursacht wird oder notwendige Unterlagen nachgereicht werden müssen.

Wichtig: Personen mit Pflegegrad 2 oder höher, die in einem Pflegeheim leben, haben keinen Anspruch auf Entschädigung.

Das nicht zweckgebundene Pflegegeld steht Ihnen jeden Monat ab Pflegegrad 2 zu. Die Höhe des Betrags richtet sich nach dem Pflegegrad. Die Pflegekasse überweist das Pflegegeld an den Pflegebedürftigen. Es kann z. B. für die Finanzierung einer Pflegekraft genutzt werden.

Für Pflegebedürftige gibt es außerdem ergänzende Leistungen in Form von Besuchs-, Betreuungs- und Begleitdiensten, welche vom Pflegedienst oder Ehrenamtlichen übernommen werden. Für hauswirtschaftliche Hilfen ist nach § 45a SGB XI vorgesehen, dass professionelle Dienstleister mit 40 % der Pflegesachleistungen bezahlt werden können.

Wann wird das Pflegegeld nicht mehr bezahlt?

Das Pflegegeld wird für einen Zeitraum von bis zu 42 Kalendertagen pro Jahr weiterhin gezahlt, wenn Sie sich als pflegebedürftige Person vorübergehend außerhalb Europas aufhalten, beispielsweise während eines Urlaubs. Ab dem 43. Tag entfällt die Auszahlung des Pflegegeldes.

Falls bei dem Patienten eine deutliche Besserung seiner Symptome eintritt, wird der Pflegegrad zurückgestuft.

Die Zahlung wird eingestellt, wenn die pflegebedürftige Person die verpflichtenden Beratungstermine gemäß § 37a nicht wahrnimmt.

Pflegegrad für Kinder – Unterstützung im Alltag

Die Pflege eines Kindes mit besonderen Bedürfnissen ist für Familien oft eine große Herausforderung. Kinder, die aufgrund gesundheitlicher Beeinträchtigungen in ihrer Selbstständigkeit eingeschränkt sind, können einen Pflegegrad erhalten. Dadurch wird ein erhöhter Unterstützungsbedarf anerkannt, und Familien können finanzielle und praktische Hilfen in Anspruch nehmen. Voraussetzung ist, dass die Einschränkungen mindestens sechs Monate andauern und im Vergleich zu gleichaltrigen Kindern deutlich über den normalen Pflegeaufwand hinausgehen.

Wann ist ein Kind pflegebedürftig?

Ein Kind gilt als pflegebedürftig, wenn es im Vergleich zu Gleichaltrigen in seiner Selbstständigkeit eingeschränkt ist und dauerhaft – mindestens sechs Monate – auf Hilfe angewiesen ist. Laut Sozialgesetzbuch (SGB XI) liegt Pflegebedürftigkeit vor, wenn gesundheitliche Beeinträchtigungen die altersgerechte Entwicklung behindern.

Da Kinder natürlicherweise weniger selbständig sind als Erwachsene, wird ihr Pflegebedarf stets im Vergleich zu gesunden Kindern gleichen Alters bewertet. Eine Pflegebedürftigkeit kann viele Ursachen haben, wie chronische oder schwere Erkrankungen, Behinderungen oder gesundheitliche Einschränkungen. Nur etwa 3 % der Behinderungen bei Kindern sind angeboren – oft entstehen sie erst im Laufe des Lebens.

Es gibt viele Gründe, warum ein Kind pflegebedürftig sein kann. Häufige Ursachen sind:

- Chronische Erkrankungen wie Rheuma, Morbus-Crohn oder Mukoviszidose
- Neurologische Störungen wie Autismus-Spektrum-Störungen
- Schwere Erkrankungen wie Krebs
- Diabetes
- Körperliche und geistige Behinderungen, z. B. Trisomie 21 oder Sauerstoffmangel bei der Geburt

- Psychische Erkrankungen wie Depressionen
- Körperliche Behinderung durch Lähmung oder einen Unfall
- Schwere Allergien

Wichtig: Nicht jede Erkrankung oder Behinderung führt automatisch zu einem Pflegegrad wie chronischen Erkrankungen, z. B. Asthma oder Sehbehinderungen. Der tatsächliche Pflegebedarf wird individuell geprüft.

Beantragung eines Pflegegrads

Im Prinzip erfolgt der Ablauf ähnlich wie bei Erwachsenen. Der Pflegegrad wird bei der Pflegekasse beantragt, die mit Ihrer Krankenkasse verbunden ist. Für die Begutachtung beauftragt die Pflegekasse den Medizinischen Dienst (bei gesetzlich Versicherten) oder Medicproof bzw. Careproof (bei privat Versicherten). Der Gutachter bewertet den Unterstützungsbedarf Ihres Kindes in verschiedenen Lebensbereichen, darunter Mobilität, Selbstversorgung und psychische sowie kognitive Fähigkeiten.

Besondere Regelungen gelten für Kinder:

- Kinder unter 18 Monaten: Sie erhalten aufgrund ihres natürlichen Hilfebedarfs pauschal einen Pflegegrad höher als Erwachsene. Die Begutachtung berücksichtigt mögliche Probleme bei der Nahrungsaufnahme.
- Kinder unter 11 Jahren: Ihr Pflegebedarf wird mit gleichaltrigen gesunden Kindern verglichen.
- Ab 11 Jahren: Es gelten die gleichen Kriterien wie für Erwachsene.

Vorbereitung auf die Begutachtung

Für die Begutachtung ist eine gute Vorbereitung wichtig. Folgende Unterlagen können hilfreich sein:

- Arztberichte und Krankenhausbefunde
- Pflegeprotokolle und Dokumentation des Pflegealltags

- Entwicklungsberichte aus Kindergarten oder Schule
- Beschreibung des Entwicklungsstand und des Pflegebedarfs des Kindes
- Vorsorgeheft des Kindes

Während des Termins beschreibt der Gutachter gemeinsam mit den Eltern den Entwicklungsstand und den Pflegebedarf des Kindes. Es kann sinnvoll sein, vorab mit dem Gutachter abzusprechen, ob das Kind während des gesamten Gesprächs anwesend sein sollte, um sensible Themen diskret zu besprechen.

Der Gutachter stellt dem Kind spielerisch altersgerechte Fragen und es kann aufgefordert werden Tätigkeiten zu demonstrieren. Die geistige und motorische Entwicklung im Vergleich zu Gleichaltrigen wird erfragt und altersentsprechende Fähigkeiten wie selbstständig an- und ausziehen überprüft.

Der Medizinische Dienst leitet das Gutachten an die Pflegekasse weiter, die über den Pflegegrad entscheidet. Bei einer Ablehnung können Sie innerhalb von 4 Wochen Widerspruch einlegen.

Wenn Sie Kindergeld beziehen, wird dies teilweise auf das Pflegegeld angerechnet. Das Finanzamt prüft dabei automatisch im Rahmen der Einkommensteuerveranlagung, ob der Kinderfreibetrag und der Erziehungsfreibetrag für Sie steuerlich vorteilhafter sind als das Kindergeld.

Unterstützung durch Pflegeleistungen

Mit einem anerkannten Pflegegrad stehen Familien verschiedene Leistungen zu, die den Alltag erleichtern können. Dazu gehören:

- Pflegegeld für die häusliche Pflege
- Pflegesachleistungen durch ambulante Dienste
- Entlastungsbeträge für Unterstützung im Alltag
- Kombinationsleistungen aus Pflegegeld und Sachleistungen (Pflegedienste)

- Kurzzeitpflege und Verhinderungspflege bei Ausfall der Pflegeperson
- Pflegehilfsmittel wie Pflegebetten oder Verbrauchsmaterialien

Familien können außerdem Familienpflegezeit beantragen, um die Arbeitszeit vorübergehend zu reduzieren (über zwei Jahre auf 15 Stunden die Arbeitszeit zu reduzieren bei einem Betrieb von mehr als 25 Mitarbeitern) und mehr Zeit für die Pflege ihres Kindes zu haben.

Unterstützung bei der Kinderpflege zuhause

Wenn Sie Ihr Kind zu Hause pflegen, gibt es professionelle Hilfe, die Sie entlasten können. Speziell ausgebildete Fachkräfte unterstützen Sie sowohl bei der Pflege als auch bei der Förderung Ihres Kindes.

- **Heilerziehungspfleger** helfen Menschen mit Behinderungen aller Altersstufen. Sie unterstützen bei alltäglichen Aufgaben, übernehmen Grundpflege, gestalten Freizeitaktivitäten und fördern Selbstständigkeit. Sie arbeiten in stationären Einrichtungen, ambulanten Pflegediensten oder direkt im häuslichen Umfeld.

- **Sozialassistenten** springen ein, wenn pflegende Eltern krank oder anderweitig verhindert sind. Sie übernehmen die Pflege Ihres Kindes sowie Haushaltsaufgaben wie Kochen, Putzen und Waschen.

Kinderreha – Gesundheit im Fokus

Bei einer Kinderrehabilitation steht die Gesundheit Ihres Kindes im Mittelpunkt. Ziel ist es, chronische oder psychische Erkrankungen zu lindern oder einer Verschlechterung vorzubeugen. Kinder unter 12 Jahren können von einem Elternteil begleitet werden, ab 12 Jahren nur bei medizinischer Notwendigkeit. Die Reha dauert in der Regel vier bis sechs Wochen und wird von Kinderärzten, Therapeuten und Psychologen begleitet.

Wer hat Anspruch?

Kinder und Jugendliche bis 18 Jahre, in Ausnahmen auch bis 27 Jahre, können eine Kinderreha beantragen.

Beantragung einer Kinderreha

Die Kosten werden von der Krankenkasse oder Rentenversicherung übernommen, einschließlich Reise- und Nebenkosten für die Begleitperson. Auch ein Geschwisterkind kann bei Bedarf mitkommen. Wenn Sie eine Reha für Ihr Kind beantragen möchten, erfolgt dies in mehreren Schritten: Zunächst lassen Sie sich vom Kinderarzt eine Reha-Verordnung ausstellen. Anschließend reichen Sie den Antrag bei der Krankenkasse oder der Rentenversicherung ein. Gemeinsam mit dem Arzt füllen Sie die notwendigen Formulare, wie den Antrag und den Befundbericht, aus. Der Kostenträger prüft daraufhin Ihren Antrag und entscheidet, ob die Reha genehmigt wird. Im Falle einer Genehmigung sucht der Kostenträger eine geeignete Einrichtung aus. Sie nehmen dann Kontakt mit der Einrichtung auf, um den Reha-Termin festzulegen und die Details zu besprechen.

Tipp: Sollte der Antrag abgelehnt werden, können Sie Widerspruch einlegen. Dokumente wie Arztberichte und Pflegeprotokolle erhöhen die Erfolgsaussichten.

Die Unterstützung durch Fachkräfte und die Möglichkeit einer Reha helfen dabei, die Pflege Ihres Kindes zu erleichtern und seine Gesundheit zu fördern. Nutzen Sie diese Angebote, um Ihnen und Ihrem Kind bestmöglich zu helfen.

Eltern können für Kinder mit einem Grad der Behinderung von mindestens 50 einen Schwerbehindertenausweis beantragen. Dieser ermöglicht Nachteilsausgleiche wie kostenfreie Fahrten im öffentlichen Nahverkehr oder die Nutzung von Behindertenparkplätzen. Auch eine Kinderrehabilitation kann hilfreich sein, um gesundheitliche Einschränkungen zu behandeln. Diese Reha wird von der Krankenkasse oder Rentenversicherung finanziert und bietet eine intensive Betreuung durch Fachkräfte.

Fazit

Die Pflege eines Kindes mit besonderen Bedürfnissen ist eine anspruchsvolle Aufgabe, doch es gibt zahlreiche Unterstützungsangebote. Ein Pflegegrad eröffnet Familien Zugang zu finanziellen Hilfen und Dienstleistungen, die den Alltag erleichtern können. Zögern Sie nicht, diese Leistungen in Anspruch zu nehmen, und nutzen Sie die Unterstützung, die Ihnen zusteht, um die bestmögliche Versorgung für Ihr Kind sicherzustellen.

Leistungen der Pflegeversicherung 2025 – wichtige Änderungen

Zum 1. Januar 2024 wurde das Pflegegeld und die Sachleistung um 5 % erhöht sowie die Eigenanteilszuschläge zur vollstationären Pflege von 5 auf bis zu 10 %.

Eine weitere Erhöhung des am 26. Mai 2023 im Bundestag verabschiedeten Gesetzes (PUEG: Pflegunterstützungs- und Pflegeentlastungsgesetz) fand zum 01.01.2025 in Höhe von 4,5 % für alle Leistungen statt, siehe § 30 SGB XI.

Es werden erhöht:

- Pflegegeld

- Entlastungsbetrag

- Pflegehilfsmittel zum Verbrauch

- Kosten für einen Hausnotruf

- Pflegesachleistungen

- Verhinderungspflege

- Kurzzeitpflege

- Tages- und Nachtpflege

- Leistungen für vollstationäre Pflege

- Wohnumfeldverbessernde Maßnahmen

- ergänzende Unterstützungsleistungen für DiPA (digitale Pflegeanwendungen)
- Wohngruppenzuschlag und Anschubfinanzierungen für Wohngruppen

Am 01.07.2025 fand eine dritte Erhöhung durch die Schaffung eines gemeinsamen Jahresbetrages für die Verhinderungspflege und Kurzzeitpflege durch ein flexibel einsetzbares Entlastungsbudget in Höhe von 3.539 € für Pflegegrad 2-5 nach § 42a (Kurzzeitpflege, Verhinderungspflege, Std. Lohn-Budget für nahe Verwandte, Fahrtkosten) für alle statt. Der Betrag ist die Summe beider Jahresbudgets von Verhinderungspflege und Kurzzeitpflege. Die Höchstdauer der Inanspruchnahme bei tageweiser Nutzung beträgt nun 8 Wochen für beide Pflegeformen. Eine gesonderte Erhöhung ab dem 01.01.2025 für das gemeinsame Jahresbudget für Verhinderungs- und Kurzzeitpflege betrifft die Familien mit pflegebedürftigen Kindern und Jugendlichen bis 25 Jahre beim Pflegegrad 4 und 5.

Weitere Änderungen seit 2025:

Die Vorpflegezeit von einem halben Jahr für die Inanspruchnahme der Verhinderungspflege entfällt seit dem 01.07.2025 für alle.

Bei der vollstationären Pflege werden die Leistungen erhöht, abhängig von der Dauer des Aufenthalts.

Für nahe Verwandte erhöht sich das Budget des Stundenlohns bei der Verhinderungspflege.

Transparenz der in Anspruch genommenen Leistungen bekommen die Pflegebedürftigen und deren Angehörige auf Wunsch einmal im Kalenderjahr.

Alle 3 Jahre sollen alle Leistungen der Pflegeversicherung der allgemeinen Lohn- und Preisentwicklung angeglichen werden, erstmals zum 01.01.2028.

Die einzelnen Leistungen der Pflegekasse werden im Folgenden detailliert vorgestellt.

Pflegegeld

Ab 1. Januar 2025 sind die Leistungen für pflegebedürftige Personen erhöht worden. Dies betrifft das Pflegegeld, das viele Menschen ab Pflegegrad 2 erhalten können, wenn sie ihre Pflege teilweise selbst organisieren – meist mit Unterstützung von Angehörigen oder Freunden.

Erhöhung des Pflegegeldes 2025 nach § 37 SGB XI:

- Pflegegrad 2: Steigerung auf 347 € monatlich
- Pflegegrad 3: Steigerung auf 599 € monatlich
- Pflegegrad 4: Steigerung auf 800 € monatlich
- Pflegegrad 5: Steigerung auf 990 € monatlich

Pflegegeld ist eine Sozialleistung und daher für den Pflegebedürftigen steuerfrei. Auch Angehörige, die das Pflegegeld von der Pflegeperson erhalten und keine zusätzliche Vergütung für die Pflege bekommen, müssen dieses Einkommen nicht versteuern. Wird jedoch ein Arbeitsvertrag zwischen der pflegebedürftigen Person und dem Angehörigen geschlossen, ist das daraus resultierende Einkommen beim Finanzamt anzugeben. Zu den Angehörigen zählen unter anderem Ehepartner, Lebenspartner, Verlobte, Geschwister, Eltern, Kinder, Nichten und Neffen sowie Onkel, Tanten, Schwager, Schwägerin, Pflegeeltern und Pflegekinder.

Das Pflegegeld, das nicht an einen bestimmten Zweck gebunden ist, wird den Pflegebedürftigen ab Pflegegrad 2 monatlich gewährt. Die Höhe des Betrags variiert je nach Pflegegrad. Die Pflegekassen überweisen das Pflegegeld direkt an die pflegebedürftige Person. Es kann beispielsweise zur Bezahlung einer Pflegekraft verwendet werden.

Zusätzlich stehen Pflegebedürftigen weitere Leistungen zur Verfügung, wie Besuchs-, Betreuungs- und Begleitdienste, die entweder von einem Pflegedienst oder von Ehrenamtlichen erbracht werden. Für hauswirtschaftliche Unterstützung sieht § 45a SGB XI vor, dass z. B. ambulante Pflegedienste mit bis zu 40 % der Pflegesachleistungen finanziert werden können. Ab dem Pflegegrad 1 können pflegende Angehörige Pflegekurse online mit Zertifikat absolvieren. Die Kosten übernehmen die Pflegekassen.

Entlastungsbetrag § 45b SGB XI

Unterstützungsangebote im Alltag umfassen vielfältige Leistungen, die von nach Landesrecht zugelassenen Anbietern erbracht werden. Dazu gehören beispielsweise haushaltsnahe Dienstleistungen, Gruppenangebote, Unterstützung durch Alltags- oder Pflegebegleiter sowie Tages- und Nachtpflege, einschließlich der dabei anfallenden Kosten für Unterkunft, Verpflegung und Investitionen. Ebenso zählen Nachbarschaftshilfe, körperbezogene Pflegemaßnahmen wie Unterstützung beim Duschen oder Baden (bei Pflegegrad 1), pflegerische Betreuungsmaßnahmen und Hilfe im Haushalt wie Einkaufen und hauswirtschaftliche Tätigkeiten durch zugelassene Pflegedienste zu diesen Angeboten.

Dieser Betrag ist für alle Pflegegrade (1 bis 5) einheitlich. Der monatliche Betrag liegt bei 131 €, was einer jährlichen Gesamtsumme von 1.572 € entspricht.

Der Entlastungsbetrag wird nicht direkt ausgezahlt, sondern ist zweckgebunden und kann nur über anerkannte, qualitätsgesicherte Dienstleistungen von Pflegediensten abgerechnet werden, die sowohl die pflegenden Angehörigen entlasten als auch die Selbstständigkeit und Eigenverantwortung der Pflegebedürftigen unterstützen.

Grundsätzlich wird der Entlastungsbetrag als Kostenerstattungsbetrag ausgezahlt, das heißt, die Pflegeperson begleicht zunächst die Rechnung und reicht diese anschließend bei der Pflegeversicherung ein. Alternativ können Anbieter wie ambulante Pflegedienste, Einrichtungen für Tages- und Kurzzeitpflege oder professionelle Alltagsbegleiter direkt mit der Pflegekasse abrechnen, sofern eine Abtretungserklärung vorliegt. Diese Abtretungserklärung ist freiwillig und wird von den Dienstleistern direkt bei den Leistungsnachweisen beigelegt.

Der Entlastungsbetrag kann bei der Pflegekasse angespart werden, um später für größere Ausgaben genutzt zu werden. Wichtig: Wird das Budget bis zum 30. Juni des Folgejahres nicht verwendet, verfällt es. Ab dem 1. Juli beginnt ein neues Budgetjahr, und der Betrag kann erneut für die nächsten 12 Monate angespart oder genutzt werden, beispielsweise wenn die monatlichen Kosten 131 € übersteigen.

Pflegebedürftige ab Pflegegrad 2, die zusätzliche Unterstützung benötigen, können den sogenannten Umwandlungsanspruch nutzen. Damit können sie einen Teil ihres Pflegegeldes für zusätzliche Leistungen einsetzen.

Bei Pflegegrad 1 kann der Entlastungsbetrag von 131 € hingegen auch direkt für Pflegeleistungen verwendet werden, was bei den Pflegegraden 2 bis 5 nicht möglich ist. Der Betrag wird Pflegebedürftigen mit Pflegegrad 1 direkt ausgezahlt. Angehörige können den Entlastungsbetrag ebenfalls nutzen, wenn sie die Pflege oder Betreuung übernehmen und kein professioneller Pflegedienst für hauswirtschaftliche Hilfe im Einsatz ist. Damit steht der Betrag nicht nur professionellen Pflegekräften, sondern auch Familienmitgliedern und der Nachbarschaftshilfe zur Verfügung.

Mit diesen Anpassungen wird pflegebedürftigen Menschen und ihren Angehörigen mehr finanzielle Unterstützung bei der Pflege geboten.

Was tun, wenn der Entlastungsbetrag nicht ausreicht?

Reicht der monatliche Entlastungsbetrag für hauswirtschaftliche Dienstleistungen, wie Einkaufen, Putzen oder Wäsche waschen, nicht aus, haben Pflegebedürftige mit einem Pflegegrad 2-5 die Möglichkeit, den sogenannten Umwandlungsanspruch zu nutzen.

Das bedeutet:

- Bis zu **40 % der Pflegesachleistungen** können in zusätzliche Mittel für die hauswirtschaftliche Versorgung umgewandelt werden.

- Diese Regelung ist in **§ 36 SGB XI** festgelegt. Die Kosten für ambulante Pflegesachleistungen gemäß § 36 SGB XI müssen zuerst abgerechnet werden. Erst nachdem diese Abrechnung abgeschlossen ist, kann festgestellt werden, welche finanziellen Mittel noch für die Erstattung von Aufwendungen für Angebote zur Unterstützung im Alltag nach § 45a SGB XI verfügbar sind.

Damit können Sie mehr Unterstützung für die tägliche Haushaltsführung in Anspruch nehmen. Besprechen Sie dies mit Ihrer Pflegekasse, um den Anspruch geltend zu machen. (siehe Kapitel Umwandlungsanspruch Seite 155)

Monatliche Pflegehilfsmittel

Pflegebedürftige Personen mit Pflegegrad 1 bis 5 haben Anspruch auf einen monatlichen Zuschuss von 42 € für Pflegehilfsmittel zum Verbrauch, wie z. B. Einmalhandschuhe, Bettschutzeinlagen, Desinfektionsmittel und FFP2-Masken. Diese Mittel sind im Pflegehilfsmittelverzeichnis (Produktgruppe 54) aufgeführt und werden auch als Hilfsmittelbox angeboten. Viele Betroffene zahlen diese Kosten oft selbst, obwohl sie nach § 40 Abs. 2 SGB XI einen gesetzlichen Anspruch auf diese Unterstützung haben.

Technische Pflegehilfsmittel wie Pflegebetten, Pflege-Rollstühle und Mobilitätshilfen werden anteilig bezuschusst.

Voraussetzung für den Erhalt der Pflegehilfsmittel ist, dass die Person zu Hause gepflegt wird. Der Antrag auf Pflegehilfsmittel wird an die Pflegekasse gestellt. Dazu ist ein Antragsformular notwendig, das schriftlich oder online ausgefüllt und mit eventuell benötigten Nachweisen eingereicht werden muss. Die Pflegekasse entscheidet dann über die Gewährung der Hilfsmittel.

Was ist ein Hilfsmittel?

Hilfsmittel sind bewegliche Gegenstände, die therapeutische oder medizinische Zwecke erfüllen und körperliche oder geistige Einschränkungen ausgleichen. Beispiele sind Rollstühle, Pflegebetten oder Inkontinenzprodukte.

Voraussetzungen für die Genehmigung

Der Unterschied zwischen einem Pflegehilfsmittel und einem Hilfsmittel liegt darin, wer die Kosten übernimmt.

- **Hilfsmittel**: Werden von der **gesetzlichen Krankenversicherung** bezahlt und sind im § 33, §36, §37 SGB V geregelt.
- **Pflegehilfsmittel**: Werden von der **Pflegekasse** übernommen und sind im § 40 Abs. 1 SGB XI festgelegt.

Für den Patienten spielt es keine Rolle, welcher Kostenträger verantwortlich ist, solange die Kostenübernahme gesichert ist.

Die Krankenkasse genehmigt Hilfsmittel, wenn:

- sie den Erfolg der Krankenbehandlung sichern,
- einer drohenden Behinderung vorbeugen oder
- eine bestehende Behinderung ausgleichen.

Die Pflegekasse genehmigt Pflegehilfsmittel, wenn:

- sie die Pflege erleichtern,
- Beschwerden lindern oder
- die Selbstständigkeit fördern.

Wie beantrage ich ein Hilfsmittel?

1. **Informieren Sie sich**: Sanitätshäuser beraten über Modelle und Formulierungen für ärztliche Verordnungen.

2. **Ärztliche Verordnung**: Der Arzt stellt eine Verordnung mit medizinischer Notwendigkeit und Diagnose aus.

3. **Einreichen bei der Krankenkasse**: Reichen Sie die Verordnung ein. Die Kasse prüft die Notwendigkeit und die Wirtschaftlichkeit. Oft wird ein Kostenvoranschlag angefordert.

4. **Entscheidung der Krankenkasse**: Genehmigt die Krankenkasse das Hilfsmittel, können Sie es beim Lieferanten bestellen. Bei Ablehnung können Sie Widerspruch einlegen.

Pflegehilfsmittel ohne Rezept

Seit 2022 können Pflegefachkräfte Pflegehilfsmittel empfehlen, z. B. bei Pflegesachleistungen oder häuslicher Krankenpflege. Die Empfehlung enthält Produktart und Zweck, jedoch keinen Hersteller und darf nicht älter als 14 Tage sein. Eine ärztliche Verordnung ist nicht mehr nötig. Die Bearbeitung der Pflegekasse darf nicht länger als 3 Wochen dauern (§ 40 Abs. 7

SGB XI). Im Rahmen der Pflegeberatungsbesuche nach § 37.3 SGB XI können diese Hilfsmittel auch beantragt werden.

Sie benötigen kein Rezept von einer Arztpraxis, um für 42 € im Monat die Hilfsmittelbox zu erhalten, jedoch müssen Sie einen Antrag bei der Pflegekasse stellen oder online über einen Pflegeanbieter. Es besteht kein Anspruch auf die Hilfsmittelbox, wenn Sie in einem stationären Pflegeheim leben oder im Krankenhaus sind. Sie können einen Anbieter / Vertragspartner der Pflegekasse (Apotheken, Sanitätshäuser oder Ähnliches) beauftragen, Ihnen die erforderlichen Hilfsmittel zu beschaffen und direkt mit der Pflegekasse abzurechnen. Sie können sich die Pflegehilfsmittel zum Verbrauch selbst z. B. bei einem Drogeriemarkt kaufen. Auf Antrag erhalten Sie die Kosten bis zu 42 € monatlich von der Pflegekasse ersetzt.

Für Verbrauchshilfsmittel wie Inkontinenzprodukte, Bettschutzeinlagen, Stomaartikel, Sonden oder Spritzen tragen Versicherte 10 % der Kosten pro Packung selbst – jedoch höchstens 10 € für den gesamten Monatsbedarf dieser Hilfsmittel. Bei speziellen finanziellen Belastungen kann eine Befreiung von der Zuzahlung beantragt werden.

Tipps bei Ablehnung

- **Widerspruch**: Begründen Sie detailliert, warum das Hilfsmittel notwendig ist, und lassen Sie den Arzt eine Stellungnahme verfassen.

- **Beratung**: Ziehen Sie Pflegeberater oder Anwälte hinzu.

- **Fristen einhalten**: Die Krankenkasse muss innerhalb von drei Wochen über die Bewilligung entscheiden, bei der Prüfung durch den medizinischen Dienst der Krankenkassen abgekürzt MD innerhalb von fünf Wochen. Bleibt die Entscheidung aus, gilt der Antrag als genehmigt.

Erstattung der Stromkosten für E-Mobile und E-Rollstühle

Die regelmäßige Nutzung von E-Mobilen und E-Rollstühlen kann zu beträchtlichen Stromkosten führen. Die Nutzer haben Anspruch auf eine Kostenübernahme, wenn das Hilfsmittel von der Krankenkasse finanziert wurde.

Voraussetzung dafür ist ein entsprechender Antrag bei der Krankenkasse. Die Erstattungshöhe wird individuell bestimmt und orientiert sich in der Regel an den tatsächlichen Stromkosten sowie dem durchschnittlichen Energieverbrauch des Geräts.

Fazit

Der Weg zum Hilfsmittel kann kompliziert sein, lohnt sich aber. Sorgfältige Anträge und Unterstützung durch die Pflegeberatung erhöhen die Erfolgschancen.

Hausnotrufsysteme – Unterstützung für ein sicheres Leben zu Hause

Warum ein Hausnotrufsystem sinnvoll ist

Hausnotrufsysteme ermöglichen es älteren oder pflegebedürftigen Menschen, trotz gesundheitlicher Einschränkungen selbstständig und sicher in den eigenen vier Wänden zu leben. Die Systeme bieten schnelle Hilfe im Notfall und entlasten Angehörige, da rund um die Uhr eine Notrufzentrale erreichbar ist.

Wer profitiert von einem Hausnotruf?

Ein Hausnotruf eignet sich für Menschen, die durch Alter, chronische Krankheiten oder Behinderungen in ihrer Beweglichkeit eingeschränkt sind und im Notfall nicht rechtzeitig zum Telefon greifen können. Allerdings sind die Geräte für Menschen mit Demenz weniger geeignet, da diese oft nicht einschätzen können, wann ein Notruf erforderlich ist.

So funktioniert der Hausnotruf

Das System besteht aus einem Funksender, den man am Körper trägt (z. B. als Armband oder Halskette), und einer Basisstation mit Freisprechanlage.

Im Notfall wird durch Knopfdruck ein Signal an eine Nummer des örtlichen Pflegedienstes gesendet. Im Rahmenvertrag der Pflegekassen bieten die ambulanten Pflegedienste in der Regel eine 24 Stunden Rufbereitschaft an. Dort sind wichtige Informationen wie Adresse, Gesundheitszustand und Kontaktpersonen hinterlegt. Es gibt auch private Anbieter, deren Zentrale Angehörige, den Rettungsdienst oder einen Notarzt alarmieren, je nach Situation. Bei einigen Geräten können bis zu 10 Zielnotrufnummern (Angehörige, Freunde) zusätzlich gespeichert werden. Bei Anbietern wie Pflegediensten muss ein Wohnungsschlüssel hinterlegt oder bei einem Sicherheitsdienst verwahrt werden. Manche Dienstleister akzeptieren den Hausnotruf mit Schlüsselhinterlegung bei Verwandten oder nahestehenden Personen direkt in der Nähe des Pflegebedürftigen.

Technische Voraussetzungen und Installation

Die Basisstation wird an einen Telefonanschluss und eine Steckdose angeschlossen. Für Haushalte ohne Festnetz gibt es Geräte mit SIM-Karten, die das Mobilfunknetz nutzen. Wichtig ist, die Reichweite des Funksenders in allen Wohnbereichen zu testen, auch im Keller oder Garten.

Kosten und Finanzierung

Die Kosten für einen Basistarif liegen bei etwa 20–30 € pro Monat. Zusätzliche Leistungen erhöhen die monatlichen Gebühren auf bis zu 50 € und mehr. Die einmalige Anschlussgebühr beträgt etwa 50 € und wird von den Pflegekassen in der Regel übernommen. Die Pflegeversicherung übernimmt bei pflegebedürftigen Personen mit anerkanntem Pflegegrad (1-5) Die Kosten in Höhe von 25,50 € (netto) monatlich, wenn bestimmte Voraussetzungen erfüllt sind:

- Die Person lebt allein oder ist zeitweise allein zu Hause.
- Aufgrund des Gesundheitszustands kann jederzeit ein Notfall eintreten.

Die Kostenübernahme muss bei der Pflegekasse beantragt werden. Die Pflegekasse rechnet direkt mit dem Anbieter ab. Die Kostenübernahme ist im § 40 SGB XI hinterlegt, da es von den Pflegekassen als ein anerkanntes Pflegehilfsmittel anerkannt ist.

In Ausnahmefällen kann auch ohne anerkannten Pflegegrad ein Hausnotruf von der Pflegekasse auf Antrag bewilligt und gezahlt werden.

Bei geringem Einkommen kann auch das Sozialamt unterstützen.

Die Krankenkassen beteiligen sich grundsätzlich nicht an den Kosten eines Hausnotrufs.

Zusatzleistungen und Komfortpakete

Viele Anbieter bieten gegen Aufpreis Zusatzoptionen wie:

- Sichere Schlüsselaufbewahrung
- Verbindung zu Rauch- und Bewegungsmeldern, GPS
- Automatische Sturzerkennung
- Erinnerungen an Medikamenteneinnahme

Worauf sollten Sie beim Vertragsabschluss achten?

Prüfen Sie vor Vertragsabschluss die Allgemeinen Geschäftsbedingungen und achten Sie auf:

- Die Leistungen des Basistarifs (z. B. Installation, Einweisung, Reparatur)
- Kündigungsfristen
- Datenschutzregelungen
- Reparatur von Mängeln

Ein Hausnotrufsystem bietet älteren oder pflegebedürftigen Menschen Sicherheit und ihren Angehörigen Entlastung. Die Wahl des passenden Anbieters sollte sorgfältig geprüft werden, um sicherzustellen, dass die angebotenen Leistungen den persönlichen Bedürfnissen entsprechen.

Fallbeispiel: Der lange Abend im Flur, wenn der Hausnotruf nicht genutzt wird

Ein älteres Ehepaar lebte allein in seiner kleinen Wohnung. Der Pflegedienst besuchte sie regelmäßig, um den Alltag zu unterstützen. Der Herr war psychisch erkrankt und medikamentös eingestellt, was ihn stark verlangsamte und schwerfällig machte. Eines Abends fiel er im Flur und stürzte. Seine Ehefrau, selbst gesundheitlich angeschlagen, war nicht in der Lage, ihm aufzuhelfen. Vor lauter Aufregung wusste sie nicht, was zu tun war, und schaffte es nicht einmal, den Knopf des Hausnotrufs zu drücken oder den Rettungsdienst zu alarmieren.

Stattdessen legte sie ihm eine Decke über, damit er nicht fror, und stellte ihm ein Brot und etwas Wasser direkt vor die Augen auf den Boden. Die Nacht verbrachte er dort – hilflos und auf dem kalten Boden liegend.

Am nächsten Morgen kam die Pflegekraft des Pflegedienstes wie gewohnt und fand den Mann noch immer am Boden vor. Da alle Kolleginnen und Kollegen ihre Touren fuhren und keine Zeit hatten, konnte niemand zur Unterstützung herangezogen werden. Die Pflegekraft mobilisierte den Mann alleine, überprüfte seinen Zustand und stellte glücklicherweise fest, dass offensichtlich keine Verletzungen vorlagen.

Nach einer vorsichtigen Wäsche und einer beruhigenden Ansprache half sie dem Herrn zurück in den Alltag. Wieder auf den Beinen konnte der Mann selbstständig laufen. Doch der Fall zeigte, wie schnell Pflegesituationen eskalieren können und wie oft Pflegekräfte weit über ihre eigentlichen Aufgaben hinaus Verantwortung übernehmen müssen – auch ohne zusätzliche Unterstützung und ohne dass diese Arbeit finanziell oder organisatorisch honoriert wird.

Pflegesachleistungen

Pflegesachleistungen sind professionelle ambulante Pflegedienstleistungen, die von der Pflegekasse (§ 36 SGB XI) übernommen werden, wenn eine Person mit Pflegegrad 2 bis 5 zuhause gepflegt wird. Sie umfassen körperbezogene Pflege, Betreuung und Haushaltsdienste. Diese Leistungen werden direkt von Pflegediensten mit der Pflegekasse abgerechnet. Dabei handelt es sich nicht um Sachleistungen im klassischen Sinne, sondern um erbrachte Dienstleistungen. Pflegesachleistungen sind zweckgebunden und stehen ausschließlich der pflegebedürftigen Person zu.

Pflegesachleistungen: Diese Leistung unterstützt Pflegebedürftige bei der Finanzierung eines ambulanten Pflegedienstes.

- Pflegegrad 2: 796 €
- Pflegegrad 3: 1.497 €
- Pflegegrad 4: 1.859 €
- Pflegegrad 5: 2.299 €

Wichtige Punkte:

- Pflegesachleistungen gelten für die häusliche Pflege bei Pflegegrad 2 bis 5.
- Sie beinhalten Grundpflege (z. B. Körperpflege, Hilfe beim Aufstehen), Betreuung und Haushaltshilfen.
- Krankenpflege (z. B. Medikamentengabe) fällt nicht unter Pflegesachleistungen.[3]

---

[3] Maßnahmen wie die Verabreichung von Medikamenten, das Wechseln von Verbänden oder das Setzen von Injektionen werden ärztlich verordnet und zählen zur häuslichen Krankenpflege. Daher übernehmen die Kosten hierfür die Krankenkassen, nicht die Pflegekasse. Es ist jedoch möglich, dass dieselbe Pflegekraft sowohl die Krankenpflege (entspricht der Behandlungspflege) als auch die allgemeinen Pflegeleistungen nach SGB XI durchführt, solange die erbrachten Leistungen in der Abrechnung klar getrennt aufgeführt werden.

- Nicht genutzte Sachleistungen können anteilig in Pflegegeld oder andere Entlastungsleistungen umgewandelt werden, sofern der Pflegebedürftige zusätzlich von Angehörigen oder privaten Pflegepersonen betreut wird.

- Pflegegeld und Pflegesachleistungen können kombiniert werden.

- Nicht genutzte Pflegesachleistungen verfallen zum Monatsende und können somit nicht wie der Entlastungsbetrag aufgespart werden.

- Den Antrag auf Pflegesachleistungen stellen Sie bei Ihrer Pflegekasse, die Ihrer Krankenkasse angegliedert ist. Ein formloser Antrag per Anruf, Brief oder E-Mail genügt zunächst; anschließend erhalten Sie die erforderlichen Unterlagen von der Pflegeversicherung.

Abgrenzung zwischen Pflegegeld und Pflegesachleistungen

Sowohl Pflegegeld als auch Pflegesachleistungen stehen Personen mit einem Pflegegrad von 2 bis 5 zur Verfügung, die in häuslicher Umgebung versorgt werden. Allerdings unterscheiden sich beide Leistungen in ihrer Zielsetzung, Höhe und Art der Auszahlung.

Pflegesachleistungen dienen der Deckung der Kosten für professionelle Pflegekräfte. Es handelt sich dabei um eine zweckgebundene Leistung, bei der ausschließlich tatsächliche Ausgaben für erbrachte Pflegedienstleistungen übernommen werden, z. B. der ambulanten Pflegedienste. Die Ansprüche auf ambulante Pflegesachleistungen können z. B. neben der Tages- und Nachtpflege ohne Kürzung in vollem Umfang in Anspruch genommen werden. Übersteigen die anfallenden Kosten den Leistungsbetrag, der Ihrem Pflegegrad entspricht, müssen Sie die Differenz selbst zahlen. Wird der Leistungsbetrag hingegen nicht vollständig ausgeschöpft, können Sie den verbleibenden Betrag anderweitig verwenden, beispielsweise durch Kombinationsleistungen oder den Umwandlungsanspruch. Pflegegeld hingegen ist eine direkte finanzielle Unterstützung, die an die pflegebedürftige Person ausgezahlt wird. Diese Leistung ist flexibler einsetzbar, vorausgesetzt, die häusliche Pflege wird gewährleistet. Da Pflegegeld nicht zweckgebunden ist, kann die Verwendung frei entschieden werden, was es insbesondere für von Angehörigen oder Freunden organisierte Pflege attraktiv macht.

Umwandlungsanspruch

Pflegebedürftige ab Pflegegrad 2 können bis zu 40 % ihres ambulanten Sachleistungsbetrags für Angebote zur Unterstützung im Alltag, die nach Landesrecht anerkannt sind nutzen, sofern dieser Betrag im jeweiligen Monat nicht für ambulante Pflegesachleistungen verbraucht wird (§ 45a Abs. 4 SGB XI).

Voraussetzungen:

- Mindestens Pflegegrad 2
- Die Versorgung findet in häuslicher Pflege statt
- Kombination von Pflegesachleistungen, Pflegegeld oder beidem
- Nicht voller Verbrauch des Sachleistungsanspruchs im betreffenden Monat

Ablauf:

- Automatische Prüfung durch die Pflegekasse, sobald eine Kostenerstattung für die Alltagsunterstützung beantragt wird
- Kein separater Antrag nötig
- Restansprüche aus Pflegesachleistungen können umgewandelt werden

Wichtige Punkte:

- Umwandlungsanspruch und Entlastungsbetrag sind unabhängig voneinander.
- Höchstens 40 % des Sachleistungsbetrags können umgewandelt werden.
- Bei Kombinationsleistungen (Pflegesachleistungen und Pflegegeld) wird das Pflegegeld anteilig gekürzt.

Beispiele zeigen, wie der Umwandlungsanspruch in verschiedenen Situationen wirkt:

1. Pflegesachleistungen (ambulanter Pflegedienst, der nicht komplett genutzt wird),

2. Kombinationsleistungen (ambulanter Pflegedienst und Angehörige pflegen),

3. nur Pflegegeld (der Entlastungsbetrag reicht nicht für die Leistung des ambulanten Pflegedienstes zur Unterstützung im Haushalt).

4. Teilnutzung der Sachleistungen – Flexibler Einsatz

5. Vollzeitpflege durch Angehörige – Entlastung durch Umwandlung

Umwandlungsanspruch anwenden: Beispiele aus der Praxis

Beispiel 1: Herr Mustermann, **Pflegegrad 3, nutzt einen ambulanten Pflegedienst** und hat 1.497 € für Pflegesachleistungen zur Verfügung. Da er nur 953,11 € nutzt (63 %), kann er die verbleibenden 37 % (543,89 €) durch den Umwandlungsanspruch für Alltagsunterstützung verwenden oder sich anteilig als Pflegegeld auszahlen lassen, was dann Kombinationsleistung genannt wird.

Beispiel 2: Frau Beispiel, **Pflegegrad 3, kombiniert Pflegesachleistungen und Pflegegeld**. Sie nutzt 55 % der Pflegesachleistungen für einen Pflegedienst und 35 % für Alltagsunterstützung. Dadurch sind 90 % der Pflegesachleistungen aufgebraucht, und ihr Pflegegeldanspruch reduziert sich auf 10 % (59,90 €).

Beispiel 3: Frau Mustermann bezieht **ausschließlich Pflegegeld**, nutzt jedoch bei Bedarf **zusätzliche Leistungen durch den Umwandlungsanspruch**. Sie hat die Möglichkeit, einen Teil ihres Anspruchs auf Pflegesachleistungen in Alltagsunterstützungsangebote umzuwandeln. Dabei wird ihr Pflegegeld entsprechend anteilig gekürzt.

Den monatlichen Entlastungsbetrag nach § 45b SGB XI verwendet sie beispielsweise, um einen Pflegedienst mit der Reinigung ihrer Wohnung zu beauftragen. Sollte der Entlastungsbetrag ausgeschöpft sein und zusätzlicher Unterstützungsbedarf bestehen, greift Frau Mustermann auf den Umwandlungsanspruch nach § 36 SGB XI zurück. In diesem Fall wird der anteilige Betrag (maximal 40 % des Sachleistungsbetrags) von den Pflegesachleistungen verrechnet, was zu einer proportionalen Kürzung des Pflegegeldes führt.

Ein rechnerisches Beispiel zur Verdeutlichung: Frau Mustermann nutzt 131 € aus dem Entlastungsbetrag nach § 45b SGB XI. Darüber hinaus beansprucht sie weitere Leistungen in Höhe von 109 €, die über den Umwandlungsanspruch (§ 36 SGB XI) aus den Pflegesachleistungen gedeckt werden. Diese 109 € entsprechen 7,28 % des Sachleistungsbetrags von 1.497 € bei Pflegegrad 3. Folglich wird das Pflegegeld um 7,28 %, also um 43,60 €, gekürzt. Frau Mustermann zahlt in diesem Fall lediglich 43,60 € von ihrem Pflegegeld, um die zusätzlichen Leistungen im Wert von 109 € zu finanzieren.

Beispiel 4: Herr Beispiel, Pflegegrad 4, hat 1.859 € für Pflegesachleistungen zur Verfügung. Er nutzt monatlich 1.200 € für den ambulanten Pflegedienst. Die verbleibenden 659 € (35,4 %) wandelt er in Pflegegeld um, um privat eine Gartenhilfe und Begleitung zu Behördengängen zu finanzieren. Die Flexibilität des Umwandlungsanspruchs erlaubt ihm, die Pflege individuell an seine Bedürfnisse anzupassen.

Beispiel 5: Frau Beispiel, Pflegegrad 3, wird ausschließlich von ihrer Tochter gepflegt. Sie nutzt bisher nur das Pflegegeld. Da die Tochter kurzfristig Unterstützung bei der Organisation des Haushalts benötigt, werden 598 € (40 % von 1.497 € Pflegesachleistungen) über den Umwandlungsanspruch für eine Haushaltshilfe verwendet. Das Pflegegeld wird entsprechend um 40% (239,60 €) - Auszahlung des Pflegegeldes: 359,40 € - reduziert, aber die Entlastung für die Tochter schafft wertvolle Freiräume.

Durch diese flexible Kombination von Pflegegeld, Entlastungsbetrag und Umwandlungsanspruch können die Pflegebedürftigen ihre Pflegebedürfnisse individuell gestalten und anpassen.

Die Vorteile des Umwandlungsanspruchs für Pflegesachleistungen.

- **Mehr Budget** für anerkannte Angebote zur Unterstützung im Alltag.

- **Flexible Nutzung** der Pflegeleistungen, weniger Bindung an ambulante Pflegedienste.

- **Sparpotenzial beim Entlastungsbetrag**, da dieser unangetastet bleibt und später gesammelt verwendet werden kann.

- **Kein gesonderter Antrag** für die Nutzung des Umwandlungsanspruchs notwendig.

- **Kombinationsleistung bleibt bestehen**, sodass weiterhin Pflegegeld und Pflegesachleistungen gleichzeitig genutzt werden können.

Unterstützungsangebote im Alltag § 45a SGB XI

§ 45a des Sozialgesetzbuches XI regelt die Rahmenbedingungen für Unterstützungsangebote im Alltag, die dazu dienen, pflegebedürftige Personen in ihrem häuslichen Umfeld zu begleiten und ihre Angehörigen zu entlasten. Diese sogenannten zusätzlichen Betreuungs- und Entlastungsleistungen umfassen unter anderem die Unterstützung durch ehrenamtliche Helferinnen und Helfer, Angebote zur Entlastung pflegender Angehöriger sowie Hilfen bei alltäglichen Verrichtungen.

Damit diese Leistungen in Anspruch genommen werden können, müssen sie von den zuständigen Behörden anerkannt und bestimmten Qualitätsstandards unterworfen sein. Zudem erlaubt die Regelung, einen Teil des ambulanten Sachleistungsbetrags für diese Betreuungsleistungen umzuwandeln. Bis zu 40 % des für den jeweiligen Pflegegrad vorgesehenen Höchstbetrags können hierfür genutzt werden. Ziel dieser Bestimmung ist es, die Eigenständigkeit der Pflegebedürftigen zu stärken und gleichzeitig ihre Angehörigen zu entlasten.

Unterstützungsangebote im Alltag

Pflegebedürftige können verschiedene Hilfen in Anspruch nehmen, um den Alltag zu erleichtern:

- **Haushaltshilfe:** Unterstützung bei Reinigung, Wäsche, Kochen oder Gartenpflege.
- **Einkaufsbegleitung:** Hilfe beim Einkaufen für mehr Selbstständigkeit.
- **Alltagsbegleitung:** Begleitung zu Terminen, Spaziergängen oder Behördengängen.
- **Stundenweise Betreuung:** Gesellschaft und soziale Interaktion zur Vorbeugung von Einsamkeit.

Diese Leistungen fördern die Selbstständigkeit und entlasten Angehörige.

Kombinationspflege – zusätzlich Pflegegeld erhalten

Wer im häuslichen Umfeld gepflegt wird, kann entweder Pflegegeld oder Pflegesachleistungen erhalten. Es besteht jedoch auch die Möglichkeit, beides zu kombinieren. Das nennt sich **Kombinationspflege**, wenn Angehörige und ein Pflegedienst gemeinsam die Pflege übernehmen.

Kombinationsleistung: Definition und Anwendung

Die Kombinationsleistung gemäß § 38 SGB XI ermöglicht es Pflegebedürftigen, gleichzeitig Pflegesachleistungen und Pflegegeld in Anspruch zu nehmen, wenn sie die Pflegesachleistungen nur teilweise nutzen. Dadurch bleibt der restliche Anspruch als anteiliges Pflegegeld erhalten. Diese flexible Form der Pflege unterstützt eine Kombination aus professioneller Pflege durch einen ambulanten Pflegedienst und Pflege durch Angehörige oder andere Privatpersonen.

Wahlmöglichkeiten bei der Kombinationspflege:

Pflegebedürftige können im häuslichen Umfeld entweder ausschließlich Pflegegeld oder Pflegesachleistungen beziehen. Mit der Kombinationspflege ist es möglich, beides zu kombinieren:

- **Pflegesachleistungen**: Durch einen Pflegedienst erbrachte Dienstleistungen.

- **Pflegegeld**: Finanzielle Unterstützung für die Pflege durch Angehörige oder andere Privatpersonen.

Die Kombinationspflege unterscheidet sich in zwei Varianten:

1. **Festes Verhältnis**: Ein festgelegtes prozentuales Verhältnis zwischen Pflegesachleistungen und Pflegegeld. Zum Beispiel 50 % Pflegesachleistungen und 50 % Pflegegeld.

2. **Variables Verhältnis**: Der Anteil des Pflegegeldes wird monatlich neu berechnet, abhängig von der Höhe der in Anspruch genommenen Pflegesachleistungen durch den Pflegedienst. Je weniger Sachleistungen genutzt werden, desto höher fällt das Pflegegeld aus. Beispiel: Bei 60 % Sachleistungen bleiben 40 % Pflegegeld.

Voraussetzungen für die Kombinationsleistung:

- **Pflegegrad 2 bis 5**: Pflegebedürftige müssen einen dieser Pflegegrade haben, da Pflegegrad 1 keinen Anspruch auf Pflegegeld oder Pflegesachleistungen bietet.

- **Pflege überwiegend zu Hause**: Die Pflege muss hauptsächlich im häuslichen Umfeld stattfinden.

- **Teilweise Nutzung der Pflegesachleistungen**: Eine teilweise Nutzung der Pflegesachleistungen ist finanziell vorteilhaft, wenn diese nicht vollständig ausgeschöpft werden. Der nicht genutzte Anteil wird in Form von anteiligem Pflegegeld ausgezahlt. Dabei gilt: Je geringer die

Inanspruchnahme der Pflegesachleistungen, desto höher der Prozentsatz des ausgezahlten Pflegegeldes – und umgekehrt.

Zusammensetzung der Kombinationsleistung:

- **Pflegegeld**: Dies ist für selbst organisierte Hilfe im häuslichen Bereich vorgesehen und wird direkt an die pflegebedürftige Person ausgezahlt. Je nach Pflegegrad variiert das Pflegegeld zwischen 347 € (Pflegegrad 2) und 990 € (Pflegegrad 5).

- **Pflegesachleistungen**: Diese decken Dienstleistungen durch einen ambulanten Pflegedienst ab, die direkt mit der Pflegekasse abgerechnet werden. Je nach Pflegegrad stehen hier zwischen 796 € und 2.299 € pro Monat zur Verfügung.

Berechnung der Kombinationsleistung: Der verbleibende Pflegegeldanteil richtet sich nach dem prozentualen Anteil der genutzten Pflegesachleistungen. Beispiel: Wenn 80 % der Pflegesachleistungen in Anspruch genommen werden, erhält die pflegebedürftige Person 20 % des maximalen Pflegegeldes.

Vorteile der Kombinationsleistung:

- **Flexibilität**: Pflegebedürftige können die Pflegesachleistungen und die Unterstützung durch Angehörige nach ihren Bedürfnissen kombinieren.

- **Unfallversicherung und Rentenpunkte**: Private Pflegepersonen sind unfallversichert und können Rentenpunkte für ihre Pflegeleistung erhalten.

- **Verhinderungs- und Kurzzeitpflege**: Anspruch auf Verhinderungs- und Kurzzeitpflege besteht bei der Kombinationsleistung, da hier eine private Pflegeperson mit eingebunden ist.

Beantragung der Kombinationsleistung: Die Kombinationsleistung wird nicht automatisch gewährt, muss bei der Pflegekasse beantragt werden, aber nicht rückwirkend. Dafür sollte geprüft werden, ob die Pflegesachleistungen nicht vollständig ausgeschöpft werden. Der Antrag kann formlos oder mit entsprechenden Formularen gestellt werden. Die Abrechnung erfolgt durch den Pflegedienst oder durch das Einreichen der Rechnungen. Der verbleibende Anteil wird dann als Pflegegeld ausgezahlt. Der Antrag auf Kombinationspflege wird für einen Mindestzeitraum von sechs Monaten im zuvor festgelegten Verhältnis zwischen Pflegesachleistungen und Pflegegeld gestellt. Sollte sich der Pflegebedarf durch eine Veränderung des Gesundheitszustands, wie etwa eine Verschlechterung des Krankheitsbildes, erhöhen, kann das Verhältnis bei Bedarf kurzfristig angepasst werden.

Umwandlungsanspruch bei Kombinationsleistung: Zusätzlich können bis zu 40 % der Pflegesachleistungen in Angebote zur Unterstützung im Alltag umgewandelt werden. Der umgewandelte Betrag wird wie Pflegesachleistungen behandelt. Wenn danach noch ein Restanspruch übrig bleibt, wird dieser ebenfalls als anteiliges Pflegegeld ausgezahlt.

Insgesamt bietet die Kombinationsleistung eine flexible und finanzielle Möglichkeit, Pflegesachleistungen und Pflegegeld auf individuelle Bedürfnisse abzustimmen.

Unterschied zwischen Umwandlungsanspruch und Kombinationsleistung

Der **Umwandlungsanspruch** ermöglicht es pflegebedürftigen Personen, bis zu 40 % der ihnen zustehenden Pflegesachleistungen in Angebote zur Unterstützung im Alltag umzuwandeln. Die Summe wird monatlich, je nach Bedarf, berechnet. Gleichzeitig erhalten sie anteilig weiterhin Pflegegeld.

Bei der **Kombinationsleistung** wird die Aufteilung zwischen allen Leistungen eines Pflegedienstes und dem Pflegegeld entweder in einem festen prozentualen Verhältnis bestimmt oder flexibel berechnet, abhängig von der in Anspruch genommenen Sachleistung.

Verhinderungspflege – Entlastung für pflegende Angehörige

Die Pflege von Angehörigen ist eine anspruchsvolle Aufgabe, die viel Zeit und Energie erfordert. Es ist jedoch unmöglich, rund um die Uhr zur Verfügung zu stehen. Pflegende benötigen auch Zeit für sich selbst, sei es für Arztbesuche, Freizeitaktivitäten oder einfach mal für eine Auszeit im Urlaub. Um in dieser Zeit sicherzustellen, dass die pflegebedürftige Person weiterhin gut versorgt ist, gibt es die Möglichkeit der Verhinderungspflege.

Was ist Verhinderungspflege?

Verhinderungspflege bedeutet, dass die reguläre, eingetragene Pflegeperson für eine bestimmte Zeit verhindert ist und die Pflege durch eine andere Person übernommen wird. Das kann notwendig sein, wenn die pflegende Person selbst z. B. Arzttermine wahrnimmt, ins Krankenhaus muss oder eine Auszeit braucht. Die Verhinderungspflege findet im Gegensatz zur Kurzzeitpflege immer zu Hause statt, wo der Pflegebedürftige wohnt.

Voraussetzungen für die Verhinderungspflege:

- Die Pflege findet zu Hause statt.
- Die reguläre Pflegeperson ist verhindert.
- Eine andere Person übernimmt die Pflege vorübergehend.
- Die zu pflegende Person hat mindestens Pflegegrad 2 oder höher.

Beispiel: Wie funktioniert Verhinderungspflege?

Frau Mustermann pflegt ihre Mutter seit vielen Jahren in ihrer Wohnung. Doch sie wird schwanger und es gibt Tage, da fühlt sie sich durch Übelkeit nicht in der Lage, das Haus zu verlassen. In dieser Zeit wird Frau Mustermann von einem ambulanten Pflegedienst, einem Angehörigen oder durch Nachbarschaftshilfe betreut. Frau Mustermann erhält Pflegegeld für ihre Pflegeperson. Ist diese verhindert, übernimmt eine andere Person die Pflege – in diesem Fall spricht man von Verhinderungspflege. Mit dem Pflegegeld kann Frau Mustermann ihre Pflegeperson für die geleistete Hilfe bezahlen.

Wichtige Hinweise zur Verhinderungspflege

1. **Wer kann die Pflege übernehmen?**
   Nachbarn, andere Familienangehörige, Freunde oder Bekannte können die Pflege übernehmen. Es muss sich nicht um eine ausgebildete Pflegekraft handeln.

2. **Versicherungsschutz:**
   Die Person, die die Pflegevertretung übernimmt, ist während dieser Tätigkeit unfallversichert, genau wie die reguläre Pflegeperson.

Wie beantrage ich Verhinderungspflege?

Um Verhinderungspflege in Anspruch zu nehmen, muss ein Antrag bei der Pflegekasse gestellt werden. Das Formular gibt es online oder auf telefonische Anfrage bei der Pflegekasse. Wichtig zu wissen: Die Verhinderungspflege muss nicht zwingend im Voraus beantragt werden, der Anspruch kann bis zu vier Jahre rückwirkend geltend gemacht werden. Die Nachweise werden unterschrieben mit einem Antragsformular bei der Pflegekasse der Krankenkasse eingereicht. Das Pflegegeld wird nicht gekürzt, wenn die Verhinderungspflege nur stundenweise bis maximal 7:59 (< 8) Stunden pro Tag genutzt wird.

Muss ich einen Grund für die Verhinderungspflege angeben?

Es besteht keine Pflicht, der Pflegekasse einen Grund für die Verhinderungspflege zu nennen. Jedoch ist es ratsam, um Nachfragen vorzugreifen, die Gründe anzugeben:

- Erholungspausen, Kurzurlaub
- Eigene Krankheit, Arztbesuche
- Einladung zu einer Feier/Veranstaltung
- Teilnahme an Fort- und Weiterbildung

Achtung: Verhinderungspflege kann nicht für regelmäßige berufliche Verpflichtungen, wie etwa eine Wechselschicht oder Wochenenddienst in Anspruch genommen werden.

Welche Leistungen gibt es für die Verhinderungspflege ab 2025?

Ab dem Pflegegrad 2 bis 5 kann Verhinderungspflege gezahlt werden, inklusive An- und Abfahrtskosten für die Ersatzpflegeperson. Verhinderungspflege kann für bis zu **8 Wochen (56 Tage)** im Jahr genutzt werden, wobei diese in dem Zeitraum tage- oder stundenweise in Anspruch genommen werden kann.

Achtung: Bei mehr als acht Stunden Verhinderungspflege pro Tag wird das Pflegegeld für den Pflegebedürftigen um 50 % gekürzt.

Ab dem 1. Juli 2025 wird nach § 42a XI Sozialgesetzbuchs ein gemeinsames Jahresbudget für Verhinderungspflege und Kurzzeitpflege eingeführt. Dies erleichtert die Nutzung beider Pflegeformen, da flexibel auf beide Pflegeleistungen zugegriffen werden kann. Der Gesamtbetrag liegt bei 3.539 € pro Jahr. Ein weiterer Vorteil: Die Regelung, dass die häusliche Pflege mindestens sechs Monate bestehen muss, entfällt. Somit kann die Verhinderungspflege ab Juli 2025 einfacher und flexibler genutzt werden.

Fazit: Die Erhöhungen der Pflegeleistungen sollen pflegebedürftige Personen und deren Angehörige finanziell entlasten. Besonders das neue gemeinsame Jahresbudget für Verhinderungspflege und Kurzzeitpflege erleichtert die Planung und Nutzung von Pflegeleistungen.

Der § 42a SGB XI: Gemeinsames Jahresbudget für Verhinderungspflege und Kurzzeitpflege gültig ab 1.7.2025

Kurzübersicht

1. **Flexibles Budget für Kurzzeit- und Verhinderungspflege**:
   - **Seit 1.1.2025**: Familien mit Kindern unter 25 Jahren, die Pflegegrade 4 oder 5 haben, können ein flexibles Budget von **3.539 €** nutzen.
   - **Seit 1.7.2025**: Alle Pflegebedürftigen können über einen Gesamtbetrag von **3.539 €** verfügen.

2. **Verhinderungspflege**:
   - **Abschaffung der Vorpflegezeit**: Es ist kein Nachweis mehr erforderlich, was die Inanspruchnahme erleichtert.
   - **Seit 1.1.2024**: Familien mit Kindern mit Pflegegrad 2 bis 5 können Verhinderungspflege sofort nutzen.
   - **Seit 1.7.2025**: Diese Möglichkeit gilt auch für alle anderen Pflegebedürftigen.

3. **Eine Antragspflicht für die Verhinderungspflege ist gesetzlich nicht vorgesehen.**

4. **Angleichung der 8-Wochenfrist** bei tageweiser Verhinderungspflege.

5. **Erhöhung des Budgets für nahe Verwandte (2. Grades)**:
   - **1.7.2025**: Erhöhung für Pflegegrad 2 bis 5, mit bis zu max. **1.980 €**, jeweils der 2-fache Satz des monatlichen Pflegegeldes (statt vorher 1,5-fach).

Mit dem **gemeinsamen Jahresbetrag** werden die Leistungen für Kurzzeitpflege und Verhinderungspflege (Ersatzpflege) zusammengefasst. Pflegebedürftige können den Betrag flexibel für beide Leistungen einsetzen, sei es für die häusliche Pflege durch eine Ersatzpflegeperson, durch einen ambulanten Pflegedienst oder eine vorübergehende stationäre Pflege. Diese Zusammenlegung wurde durch das Pflegeunterstützungs- und entlastungsgesetz (PUEG) als **Entlastungsbudget** geschaffen.

Leistungen für alle Pflegebedürftigen vom 01.07.2025 bis 31.12.2027

Pflegegrad	2	3	4	5
Gemeinsamer Jahresbetrag (§ 42a), Entlastung Budget	3.539 €	3.539 €	3.539 €	3.539 €
Kurzzeitpflege	anteilig	anteilig	anteilig	anteilig
Verhinderungspflege	anteilig	anteilig	anteilig	anteilig
Std. Lohn - Budget für nahe Verwandte	694 €	1.198€	1.600 €	1.980 €
Rest für Fahrtkosten	2.845 €	2.341 €	1.939 €	1.559 €

Wieviel Stundenlohn erhält die Ersatzpflegeperson?

Der Stundenlohn für eine Ersatzpflegeperson liegt im Durchschnitt zwischen 13 und 15 € pro Stunde und sollte nicht unter dem Mindestlohn liegen. Die Höhe kann jedoch individuell zwischen Pflegeperson und Ersatzpflegeperson festgelegt werden.

Muss das Geld der Verhinderungspflege von dem Pflegenden versteuert werden?

Das hängt davon ab, wer die Verhinderungspflege übernimmt und wie oft. Nahe Angehörige bis zum 2. Verwandtschaftsgrad, die in häuslicher Gemeinschaft mit der pflegebedürftigen Person leben, können maximal eine steuerfreie Erstattung in Höhe des 2-fachen Pflegegeldes des festgelegten Pflegegrads erhalten, wenn sie eine Person pflegen (seit 01.07.2025). Werden jedoch mehrere Personen gepflegt oder öfter Pflegevertretungen übernommen, sollte das Finanzamt über die Einkommensnachweise informiert werden.

Tanten, Onkel, Nichten und Neffen gelten zwar nicht als nahe Angehörige im Sinne der Verhinderungspflege, können jedoch das gesamte Budget als Stundenlohn nutzen. Steuerrechtlich sind sie nach § 15 der Abgabenordnung von der Steuerpflicht befreit, sodass die Zahlungen auch für diese Verwandten steuerfrei sein können, sofern eine sittliche Verpflichtung besteht. Der Begriff „sittliche Pflicht" beschreibt eine Handlung, die aus moralischen Beweggründen erfolgt, nicht aus finanziellen Interessen. Sie basiert auf Nächstenliebe, persönlicher Überzeugung oder einem ausgeprägten Pflichtgefühl, ohne dass dabei eine Gewinnerzielungsabsicht im Vordergrund steht.

Wenn die Verhinderungspflege / Ersatzpflege von einer Person, die nicht mit der pflegebedürftigen Person verwandt ist und sich sittlich verpflichtet fühlt, übernommen wird, können bis zu 3.539 € inklusive Fahrtkosten pro Kalenderjahr gezahlt werden, die steuerfrei sind.

Kann man auch Verhinderungspflege beantragen, wenn ein Pflegedienst die Pflege übernimmt, wenn ausschließlich Pflegesachleistungen in Anspruch genommen werden?

Ja, auch wenn der Pflegebedürftige nur Pflegesachleistungen durch einen Pflegedienst erhält und kein Pflegegeld, kann Verhinderungspflege beantragt werden. Es muss jedoch eine wichtige Voraussetzung erfüllt sein: Ein Angehöriger muss neben dem Pflegedienst als Pflegeperson bei der Pflegekasse eingetragen sein. Verhinderungspflege wird nämlich nur gewährt, wenn diese Pflegeperson verhindert ist und somit eine Vertretung benötigt wird.

Tipp: Statt ausschließlich Pflegesachleistungen zu beantragen, könnte Kombinationspflege vorteilhafter sein. Hierbei erhalten Sie Pflegegeld, wenn der Pflegedienst nicht das gesamte Sachleistungsbudget ausschöpft.

Kann die häusliche Pflege nicht in vollem Umfang durch Verhinderungspflege / Ersatzpflege geleistet werden, besteht Anspruch auf vollstationäre Kurzzeitpflege.

Verhinderungspflege bietet also eine wichtige Entlastung für pflegende Angehörige und stellt sicher, dass die Pflege auch in Zeiten von Abwesenheit oder Auszeit optimal weitergeführt wird.

Was zahlt die Pflegekasse für Verhinderungspflege?

Die Pflegekasse übernimmt pro Jahr anteilig seit dem 01.07.25 bis zu maximal 3.539 € für Verhinderungspflege, wenn ein professioneller Pflegedienst oder eine Person außerhalb der Familie, wie Nachbarn oder Freunde, die Ersatzpflege übernehmen.

Bei nahen Verwandten (z. B. Kinder, Ehepartner oder Personen, die im Haushalt leben) übernimmt die Pflegekasse Kosten bis zu:

- Pflegegrad 2: bis zu 694 €
- Pflegegrad 3: bis zu 1.198 €
- Pflegegrad 4: bis zu 1.600 €
- Pflegegrad 5: bis zu 1.980 €

Wird trotz Verhinderungspflege auch Pflegegeld bezahlt?

Wer vor der Inanspruchnahme der Ersatzpflege bereits Pflegegeld oder Kombinationsleistungen erhalten hat, bekommt während der Zeit der Verhinderungspflege nur 50 % des Pflegegeldes weitergezahlt, wenn die Dauer der Verhinderungspflege täglich 8 oder mehr Stunden sind. Nur für den ersten und letzten Tag der Ersatzpflege zahlt die Pflegeversicherung den vollen Tagessatz.

Vertritt die Pflegeperson die Ersatzpflegeperson nur stundenweise (maximal 7:59 Stunden pro Tag), wird das Pflegegeld in voller Höhe weitergezahlt.

Auswirkungen auf andere Leistungen:

- **Tageweise Verhinderungspflege**: Pflegegeld wird halbiert, außer am ersten und letzten Tag, an dem der volle Betrag gezahlt wird.

- **Stundenweise Verhinderungspflege**: Pflegegeld wird in voller Höhe weitergezahlt. Bei einem zusätzlichen Pflegedienst erstattet die Kasse die Kosten der Pflegesachleistungen.

Ein Beispiel für die Stundenauflistung der Verhinderungspflege / Ersatzpflegeperson:

	Ersatzpflegeperson				Abwesenheit der Pflegeperson		
Datum	Beginn	Ende	Dauer in h	K m f ü r Fahrtkosten	Beginn	Ende	Dauer in h
14.09.2020	10:30	17:00	6,5	203	10:30	17:00	6,5
15.09.2020	8:30	15:30	7	203	8:30	15:30	7
07.10.2020	11:30	18:15	6,75	203	11:30	18:15	6,75
08.10.2020	8:30	15:30	7	203	8:30	15:30	7
28.10.2020	12:15	18:15	6	203	12:15	18:15	6
29.10.2020	8:30	16:00	7,5	203	8:30	16:00	7,5
09.12..2020	10:30	17:00	6,5	203	10:30	17:00	6,5
10.12.2020	8:30	15:15	6,75	203	8:30	15:15	6,75
15.12.2020	11:30	18:15	6,75	203	11:30	18:15	6,75
16.12.2020	8:30	16:00	7,5	203	8:30	16:00	7,5
			68,25	2.030			68,25

Kurzzeitpflege

Manchmal gibt es Situationen, in denen eine pflegebedürftige Person kurzzeitig nicht zuhause versorgt werden kann. Gründe dafür können Urlaub oder Krankheit der pflegenden Person sein, ein plötzlich erhöhter Pflegebedarf oder eine zeitlich begrenzte Überbrückung nach einem Krankenhausaufenthalt sein. Für solche Fälle gibt es die Möglichkeit der Kurzzeitpflege in einer stationären Einrichtung.

Was ist Kurzzeitpflege?

Kurzzeitpflege bezeichnet die vorübergehende Versorgung einer pflegebedürftigen Person in einer vollstationären Einrichtung. Sie wird häufig nach einem Krankenhausaufenthalt, in Krisensituationen oder in Zeiten in Anspruch genommen, in denen die häusliche Pflege vorübergehend nicht gewährleistet werden kann. Der Anspruch besteht für bis zu 8 Wochen pro Kalenderjahr, wobei die Pflegekasse einen Teil der anfallenden Kosten übernimmt.

Kurzzeitpflege bei fehlendem Pflegegrad – § 39c SGB V

Seit Januar 2016 haben Sie Anspruch auf eine Kurzzeitpflege von bis zu 8 Wochen (Stand 01/2025), auch wenn Sie keinen Pflegegrad bzw. Pflegegrad 1 besitzen. Diese Regelung hilft Ihnen nach einem Krankenhausaufenthalt, wenn eine Rückkehr nach Hause noch nicht möglich ist und ambulante Pflege nicht ausreicht. Während dieser Zeit übernimmt Ihre Krankenversicherung die Kosten für pflegerische Leistungen. Verpflegung, Unterkunft und Investitionskosten müssen Sie jedoch selbst tragen.

Übergangspflege

Falls absehbar ist, dass Sie nach der Klinik zunächst mehr Unterstützung benötigen, sprechen Sie bereits im Krankenhaus mit dem Sozialdienst über die Möglichkeit einer Übergangspflege. Die Übergangspflege kann auch dann in Anspruch genommen werden, wenn kein Pflegegrad vorliegt oder lediglich Pflegegrad 1 besteht, sofern die notwendige Versorgung anderweitig nicht gewährleistet werden kann. Sie darf maximal 10 Tage dauern und kann in diesem Zeitraum genutzt werden, um einen Pflegegrad zu beantragen. Damit die Kosten von der Krankenversicherung übernommen werden, müssen Kliniken nachweisen, dass die Voraussetzungen für die Übergangspflege erfüllt sind. Für diese Dokumentation gelten bestimmte Vorgaben.

Eilantrag auf einen Pflegegrad

Ein Eilantrag kann gestellt werden, wenn die reguläre Bearbeitungsfrist von bis zu 25 Tagen zu lang ist, um eine Pflegebedürftigkeit und einen Pflegegrad festzustellen. Der Sozialdienst im Krankenhaus veranlasst den Antrag, und die Entscheidung erfolgt meist nach Aktenlage. Sobald der Patient zu Hause ist, nimmt der Medizinische Dienst (MD) eine erneute Begutachtung vor, um den Pflegegrad abschließend festzulegen.

Wann ist ein Eilantrag nötig?

Ein Eilantrag kann gestellt werden, wenn die Weiterversorgung nach einem Krankenhaus- oder Rehaaufenthalt nicht gesichert ist, eine pflegende Person Pflegezeit bei ihrem Arbeitgeber beantragt oder der Patient sich in Palliativpflege befindet. In diesen Fällen wird eine schnelle Entscheidung durch ein verkürztes Gutachten ermöglicht. Die Begutachtung muss spätestens fünf Tage nach Antragstellung erfolgen, um eine schnelle Entscheidung und Finanzierung zu ermöglichen.

Dauer und finanzielle Unterstützung

Für die Kurzzeitpflege übernimmt die Pflegekasse teilweise die Pflegekosten. Diese Unterstützung ist unabhängig vom Pflegegrad, allerdings ist mindestens Pflegegrad 2 erforderlich. In Kombination mit der Verhinderungspflege kann dieser Betrag auf bis zu maximal 3.539 € pro Jahr flexibel genutzt werden.

Es ist wichtig zu beachten, dass die Kosten für Unterkunft, Verpflegung und Investitionen (z. B. Instandhaltung der Pflegeeinrichtung) vom Pflegebedürftigen selbst getragen werden müssen. Die Pflegekasse zahlt bis zu einer bestimmten Grenze den Anteil der Pflegekosten.

Voraussetzungen: Wer hat Anspruch?

Kurzzeitpflege steht allen pflegebedürftigen Personen zur Verfügung, die vorübergehend nicht zuhause versorgt werden können. Für Selbstzahler ist sie auch ohne Pflegegrad möglich. Eine Kostenübernahme durch die Pflegekasse erfolgt jedoch nur teilweise und nur für Personen mit mindestens Pflegegrad 2. Häufige Gründe für Kurzzeitpflege sind:

- Urlaub oder Krankheit der pflegenden Person
- Vorübergehender oder erhöhter Pflegebedarf
- Übergangszeit nach einem Krankenhausaufenthalt
- Übergangszeit bis zur Aufnahme zur vollstationärer Pflege
- Ausfall der Pflegeperson oder vorübergehende Überforderung
- Umbauarbeiten im eigenen Zuhause, um die Pflege zu erleichtern

Wo kann Kurzzeitpflege in Anspruch genommen werden?

Die Kurzzeitpflege muss in einer zugelassenen stationären Einrichtung erfolgen, damit die Pflegekasse die Kosten bezuschusst. In Ausnahmefällen, wie bei jungen Pflegebedürftigen oder Menschen mit Behinderung, kann auch eine andere Einrichtung zugelassen werden, wenn eine stationäre Pflegeeinrichtung unzumutbar wäre.

Kosten und Finanzierung der Kurzzeitpflege

Die Gesamtkosten der Kurzzeitpflege setzen sich aus den Pflegekosten, den Kosten für Unterkunft und Verpflegung sowie den Investitionskosten zusammen. Während die Pflegekasse einen Teil der Pflegekosten übernimmt, müssen die anderen Posten vom Pflegebedürftigen selbst getragen werden. Es gibt jedoch Möglichkeiten, den Eigenanteil zu reduzieren:

1. **Entlastungsbetrag**: Dieser kann für die Kosten von Unterkunft und Verpflegung genutzt werden.

2. **Pflegegeld**: Auch während der Kurzzeitpflege wird das Pflegegeld während der Zeit der stationären Kurzzeitpflege bis zu 8 Wochen lang zu 50 % weitergezahlt.

3. **Steuerlich absetzbar**: Die Eigenanteile der Kurzzeitpflege können unter bestimmten Voraussetzungen steuerlich abgesetzt werden.

4. **Sozialhilfe**: In einigen Fällen kann auch das Sozialamt bei der Finanzierung unterstützen.

1. Entlastungsbetrag für Verpflegung verwenden: Pflegebedürftigen mit einem anerkannten Pflegegrad steht ein monatlicher Entlastungsbetrag von 131 € zu, der unabhängig von der Kurzzeitpflege gewährt wird. Dieser Betrag ist dafür gedacht, Pflegebedürftige bei der Bewältigung der alltäglichen Betreuungskosten zu unterstützen. Besonders praktisch: Der Entlastungsbetrag kann angespart und verwendet werden, um die Kosten für „Unterbringung und Verpflegung" während der Kurzzeitpflege zu decken. So können Pflegebedürftige finanzielle Entlastung erfahren, wenn sie einen stationären Aufenthalt antreten.

2. Pflegegeld bei Kurzzeitpflege: Menschen mit anerkanntem Pflegegrad, die zu Hause von Angehörigen oder Freunden gepflegt werden, erhalten in der Regel ein Pflegegeld. Dieses Pflegegeld ist eine finanzielle Anerkennung für selbst beschaffte Pflegehilfen und richtet sich nach dem Pflegegrad der Person.

Während einer Kurzzeitpflege in einer stationären Einrichtung wird das Pflegegeld bis zu acht Wochen lang zu 50 % weitergezahlt. Diese Teilzahlung kann dazu verwendet werden, um die Kosten für die Kurzzeitpflege zu reduzieren. Zudem entfallen während des Aufenthalts im Pflegeheim die Pflegeaufgaben für die Angehörigen, was eine zeitweise Entlastung mit sich bringt.

3. Kurzzeitpflege steuerlich ansetzen: Zusätzliche Kosten, die durch die Kurzzeitpflege entstehen, können unter bestimmten Umständen steuerlich geltend gemacht werden. Diese Ausgaben können als außergewöhnliche Belastungen angesetzt werden, wenn die sogenannte „zumutbare Belastungsgrenze" überschritten wird. Dies bedeutet, dass Pflegebedürftige unter Umständen einen Teil der Kosten nachträglich über die Steuererklärung zurückholen können. Die genaue Regelung und Anwendung sollte im Einzelfall mit einem Steuerberater oder dem Finanzamt besprochen werden, um sicherzustellen, dass alle Möglichkeiten ausgeschöpft werden.

4. Hilfe vom Sozialamt: Sollte der Pflegebedürftige nicht in der Lage sein, den Eigenanteil für die Kurzzeitpflege zu tragen, gibt es die Möglichkeit, beim Sozialamt Unterstützung zu beantragen. Unter bestimmten Voraussetzungen kann das Sozialamt einspringen und die Kosten für die Kurzzeitpflege übernehmen. Dies gilt insbesondere dann, wenn die finanziellen Mittel der betroffenen Person nicht ausreichen, um den Aufenthalt in einer stationären Pflegeeinrichtung zu finanzieren. Hier lohnt es sich, frühzeitig beim zuständigen Sozialamt vorzusprechen und den Bedarf zu prüfen.

Fazit: Die Kosten der Kurzzeitpflege müssen nicht allein von den Pflegebedürftigen oder deren Angehörigen getragen werden. Es gibt verschiedene finanzielle Hilfen, wie den Entlastungsbetrag, das Pflegegeld oder Steuervergünstigungen, die zur Reduzierung des Eigenanteils genutzt werden können. In Fällen, in denen diese Mittel nicht ausreichen, steht auch das Sozialamt als weitere Unterstützung zur Verfügung. Eine sorgfältige Planung und die Nutzung aller möglichen Ressourcen können dabei helfen, die finanzielle Belastung durch die Kurzzeitpflege zu minimieren. Die Kurzzeitpflege bietet eine wertvolle Entlastung für pflegebedürftige Personen und ihre Angehörigen in herausfordernden Situationen. Sie stellt sicher, dass eine gute Pflege auch dann gewährleistet ist, wenn die häusliche Pflege vorübergehend nicht möglich ist. Es ist ratsam, sich rechtzeitig über die Möglichkeiten der Kostenübernahme und Finanzierung zu informieren, um die Belastung so gering wie möglich zu halten.

Leistungen für wohnumfeldverbessernde Maßnahmen

Pflegebedürftige Personen können für barrierefreie Umbauten bis zu 4.180 € pro Maßnahme erhalten (siehe Kapitel: Zuschuss zur Wohnraumanpassung S. 75)

Wohnumfeldverbessernde Maßnahmen: Chancen und Herausforderungen

Die Förderung von wohnumfeldverbessernden Maßnahmen ist eine sinnvolle Unterstützung für Pflegebedürftige, da sie den Alltag erleichtert und mehr Selbstständigkeit ermöglicht. Doch gerade in Mietwohnungen können diese Maßnahmen Herausforderungen mit sich bringen. Häufig verlangen Vermieter bei einem Auszug oder nach dem Tod des Mieters einen Rückbau, um den ursprünglichen Zustand der Wohnung wiederherzustellen.

Ein Beispiel ist der Umbau einer Badewanne mit einer Tür oder die Installation einer Treppenliftvorrichtung. Solche Anpassungen sind oft notwendig, können jedoch beim Rückbau erhebliche Kosten verursachen. Deshalb ist es wichtig, schon vor Beginn der Maßnahmen folgende Punkte zu bedenken:

1. **Genehmigung einholen**: Klären Sie mit dem Vermieter, ob die geplanten Umbauten erlaubt sind.

2. **Rückbaukosten kalkulieren**: Überlegen Sie, wie die finanziellen Mittel für einen eventuellen Rückbau bei Auszug gesichert werden können.

3. **Fördermöglichkeiten prüfen**: Informieren Sie sich über zusätzliche Unterstützungsangebote, die eventuell auch Rückbaukosten abdecken.

Eine frühzeitige Abstimmung mit dem Vermieter und eine genaue finanzielle Planung können helfen, unangenehme Überraschungen zu vermeiden. So wird sichergestellt, dass die wohnumfeldverbessernden Maßnahmen langfristig eine Entlastung darstellen.

Zuschuss für Seniorenumzug

Ein Wohnwechsel im Alter kann mit bis zu 4.180 € von der gesetzlichen Pflegekasse bezuschusst werden, wenn ein Pflegegrad (1–5) vorliegt, die neue Wohnung barrierefrei ist, die Selbstständigkeit des Pflegebedürftigen gesichert wird und der Pflegeaufwand sinkt. Förderfähige Umzüge umfassen den Wechsel ins betreute Wohnen, eine behindertengerechte Wohnung, den Umzug innerhalb des Hauses in eine barrierefreie Etage oder eine barrierefreie Möbelanpassung.

Umzugsunternehmen bieten oft umfassende Dienstleistungen an, z. B. Beantragung der Kostenübernahme, Umzugsplanung, Verpackung und Montage. Die Pflegekasse übernimmt jedoch meist nur die reinen Umzugskosten, zusätzliche Leistungen wie Entrümpelung und Renovierung sind in der Regel nicht abgedeckt.

Digitale Pflegeanwendungen (DiPA)

Pflegebedürftige, die zu Hause leben, haben durch das Digitale-Versorgung-und Pflege-Modernisierungs-Gesetz (DVPMG) Anspruch auf digitale Pflegeanwendungen (DiPA) und ergänzende Unterstützung im Wert von bis zu 53 € monatlich. Die Anbindung an diese Smartphone- oder Webanwendungen ist seit dem01.07.2025 verpflichtend für die Pflegedienste werden, seit März 2023 besteht die Möglichkeit der Nutzung.

Digitale Pflegeanwendungen, wie Pflege-Apps oder webbasierte Programme, sollen Pflegebedürftigen helfen, ihre Selbstständigkeit zu erhalten und den Alltag besser zu bewältigen. Sie können alleine, zusammen mit Angehörigen oder mit Unterstützung eines Pflegedienstes genutzt werden. Auch bei besonderem Pflegebedarf, etwa zur Unterstützung der Mobilität oder bei Demenz, können DiPA eingesetzt werden.

Zur Erstattung und Anerkennung von digitalen Pflegeanwendungen gibt es ein spezielles Verzeichnis, das vom Bundesinstitut für Arzneimittel und Medizinprodukte (BfArM) geführt wird. Wenn die Pflegekasse die DiPA bewilligt, übernimmt sie Kosten bis zu 53 € pro Monat; Mehrkosten zahlt der

Pflegebedürftige selbst. Die erste Genehmigung ist auf maximal sechs Monate befristet und kann unbefristet verlängert werden, falls sich die Anwendung als hilfreich erweist.

Wohngruppenzuschlag und Anschubfinanzierung

Pflege-Wohngemeinschaften: Finanzielle Unterstützung durch die Pflegeversicherung

Immer mehr pflegebedürftige Menschen suchen nach Alternativen zum klassischen Pflegeheim. Eine Möglichkeit sind ambulant betreute Wohngemeinschaften (Pflege-WGs), die durch die Pflegeversicherung finanziell gefördert werden. Ziel ist es, eine gemeinschaftliche und selbstbestimmte Wohnform zu ermöglichen. Es gibt zwei Hauptförderungen: den Wohngruppenzuschlag und die Anschubfinanzierung.

Wohngruppenzuschlag: Unterstützung für eine Betreuungskraft

Jeder Bewohner einer Pflege-WG kann monatlich 224 € erhalten, um eine Betreuungskraft (Präsenzkraft) zu finanzieren. Diese Person übernimmt organisatorische Aufgaben und fördert das Gemeinschaftsleben, jedoch ohne pflegerische Tätigkeiten. Eine spezielle Qualifikation ist nicht erforderlich. Alternativ kann ein Pflegedienst oder ein Unternehmen beauftragt werden.

Voraussetzungen:

- Die WG umfasst 3 bis 12 Personen, die ihre Pflege gemeinschaftlich organisieren.
- Mindestens drei Bewohner haben einen anerkannten Pflegegrad.
- Mindestens drei Bewohner beauftragen gemeinsam eine Präsenzkraft.
- Die WG ist keine stationäre Pflegeeinrichtung.

Der Zuschuss wird unabhängig von den tatsächlichen Kosten gewährt und kann auch anderweitig genutzt werden, falls die Betreuung günstiger ist.

Anschubfinanzierung: Hilfe bei der Gründung neuer Pflege-WGs

Zur Anpassung des Wohnraums an die Bedürfnisse pflegebedürftiger Bewohner gibt es eine Anschubfinanzierung von 2.613 € pro Person, maximal 10.452 € pro WG. Das Geld dient der barrierefreien und altersgerechten Gestaltung der Wohnung.

Voraussetzungen:

- Es handelt sich um eine neu gegründete WG.
- Die Bedingungen für den Wohngruppenzuschlag sind erfüllt.
- Der Antrag muss spätestens 12 Monate nach Erfüllung der Voraussetzungen gestellt werden.

Antragstellung und weitere Fördermöglichkeiten

Der Antrag erfolgt bei der Pflegekasse oder der privaten Pflegeversicherung. Erforderliche Unterlagen sind unter anderem eine Bestätigung der WG, Mietvertrag und Angaben zur Betreuungskraft.

Zusätzlich zur Anschubfinanzierung gibt es weitere Zuschüsse für wohnumfeldverbessernde Maßnahmen, etwa bis zu 4.180 € pro Person für Umbauten bis maximal 16.640 € pro Maßnahme. Auch Leistungen wie Pflegegeld, Sachleistungen und Pflegehilfsmittel stehen den Bewohnern einer Pflege-WG zu.

Mit diesen Förderungen unterstützt die Pflegeversicherung Pflegebedürftige dabei, in einer gemeinschaftlichen und selbstbestimmten Wohnform zu leben.

Steuerliche Aspekte

Muss das Pflegegeld versteuert werden?

Pflegebedürftige mit Pflegegrad bekommen Pflegegeld, um z. B. Angehörige oder andere private Pflegepersonen zu entlohnen.

Steuerfreiheit des Pflegegeldes:

- Pflegebedürftige selbst und pflegende Angehörige, die keine zusätzliche Vergütung für Pflege erhalten, müssen das Pflegegeld nicht versteuern.
- Auch Personen, die aus sittlicher oder moralischer Verpflichtung pflegen, können das Pflegegeld steuerfrei beziehen, wenn diese enge Beziehung vom Finanzamt anerkannt wird. Der Begriff „sittliche Pflicht" bedeutet, dass eine Handlung nicht aus finanziellen Motiven erfolgt, sondern aus moralischen Gründen. Dies kann durch Nächstenliebe, persönliche Überzeugung oder ein starkes Pflichtbewusstsein begründet sein – jedoch, ohne die Absicht, daraus einen finanziellen Gewinn zu erzielen.

Steuerpflicht:

- Personen, die nicht verwandt sind oder keine sittliche Verpflichtung dem Pflegebedürftigen gegenüber haben, müssen das Pflegegeld versteuern.
- Personen, die mehrere Pflegebedürftige pflegen, sollten dies dem Finanzamt melden.
- Erwerbsmäßige Pflegepersonen, z. B. Pflegefachkräfte oder Angehörige, die mehr als das Pflegegeld erhalten, müssen dieses ebenfalls versteuern.

Pflegepauschbetrag

Der Pflegepauschbetrag ist eine Steuervergünstigung für unentgeltlich pflegende Angehörige, die bei der Einkommensteuererklärung geltend gemacht wird. Er liegt bei 600 bis 1.800 € pro Kalenderjahr, je nach Pflegegrad oder Hilflosigkeit der Person. Darin sind die Kosten der Pflegeperson abgegolten, wie Fahrtkosten, Pflegekleidung ect. Die private Pflegeperson kann diesen Betrag ohne Nachweise (Quittungen) geltend machen. Voraussetzung ist, dass die Pflegeperson die Pflegeleistung unentgeltlich (ohne Arbeitsvertrag) erbringt, als Pflegeperson bei der Pflegekasse gemeldet ist und die Pflege in der Wohnung des Pflegebedürftigen oder in der Wohnung des Pflegenden stattfindet. Kann man mit Quittungen belegen, dass die Ausgaben höher sind als der Pauschbetrag, kann man die tatsächlichen Kosten geltend machen.

§ 33b EStG Pauschbeträge für Menschen mit Behinderungen, Hinterbliebene und Pflegepersonen

Pflegepauschbetrag (Stand 2024):

- bei Pflegegrad 2: 600€
- bei Pflegegrad 3: 1.100€
- bei Pflegegrad 4: 1.800€

Angehörige, die Pflegegeld steuerfrei erhalten können, sind gesetzlich definiert als: Ehepartner, Verwandte wie Eltern, Geschwister, Kinder, sowie Pflegeeltern und Pflegekinder.

Alle wichtigen Gesetzesinformationen können Sie hier nachlesen: § 3 Nr. 36 EStG

Beiträge für die Renten-, Arbeitslosen-, Kranken- und Unfallversicherung für pflegende Angehörige

Pflegende Angehörige sollten der Pflegekasse ihre Pflegeleistung melden, um Sozialversicherungsbeiträge für Renten-, Unfall- und Arbeitslosenversicherung abgedeckt zu bekommen.

Pflegende Angehörige, die ihre Arbeit aufgeben oder reduzieren, um einen Angehörigen mit Pflegegrad 2 bis 5 zu betreuen, sind in der Sozialversicherung abgesichert. Die Pflegekasse übernimmt unter bestimmten Voraussetzungen die Beiträge für die Renten-, Arbeitslosen-, Kranken- und Unfallversicherung.

- **Rentenversicherung**: Die Pflegezeit gilt als Pflichtbeitragszeit, was die Rentenansprüche erhöht. Voraussetzung ist, dass die Pflege wöchentlich mindestens 10 Stunden erfolgt, verteilt auf 2 Tage wöchentlich und keine andere erwerbstätige Tätigkeit mehr als 30 Stunden umfasst. Bei geteilter Pflege (mehrere Personen teilen sich die Pflege eines Pflegebedürftigen) müssen mindestens 10 Stunden Pflegeaufwand pro Woche je Pflegendem erreicht werden, um Rentenpunkte gutgeschrieben zu bekommen. Die Pflegekasse zahlt Rentenbeiträge, ohne dass die Pflegeperson selbst zahlen muss. Die Beitragshöhe hängt von Pflegeaufwand, Pflegegrad und Pflegeort ab.

- **Unfallversicherung**: Pflegepersonen sind während der Pflege und auf Wegen zum Pflegebedürftigen unfallversichert. Dies gilt auch für Ersatzpflegepersonen während der Verhinderungspflege. Kostenträger ist die Deutsche Gesetzliche Unfallversicherung (DGUV).

- **Krankenversicherung**: Pflegende Angehörige müssen prüfen, ob sie über die Familienversicherung, eine andere Beschäftigung oder freiwillig versichert sind.

- **Arbeitslosenversicherung:** Die Absicherung muss bei der Pflegekasse beantragt und überprüft werden, um alle Voraussetzungen zu erfüllen. Anspruch auf Unterstützung haben folgende:

    1. Die pflegebedürftige Person hat einen Pflegegrad 2 bis 5.

    2. Sie pflegen mindestens 10 Stunden, an mindestens zwei Tagen in der Woche.

    3. Sie waren vor Beginn der Pflege entweder berufstätig und haben Beiträge zur Arbeitslosenversicherung bezahlt oder Arbeitslosengeld bezogen.

Voraussetzungen für Zahlungen der Pflegekasse von Sozialversicherungsbeiträgen für die Pflegeperson kurz zusammengefasst:

- Pflege von ein oder mehreren Personen mit mindestens Pflegegrad 2
- Pflege findet in häuslicher Umgebung statt
- Die Pflege wird nicht erwerbsmäßig durchgeführt
- Die Pflege findet ab 10 Stunden an mindestens 2 Tagen wöchentlich statt
- Die eigene Erwerbstätigkeit umfasst maximal 30 Wochenstunden

Leistungen bei Pflegezeit für Angehörige

Arbeitsverhinderung

Wenn plötzlich eine Pflegesituation eintritt oder ein naher Angehöriger längerfristig betreut werden muss, bietet das Pflegezeitgesetz berufstätigen Personen verschiedene Möglichkeiten zur Freistellung von der Arbeit. Dies ermöglicht eine bessere Vereinbarkeit von Beruf und familiärer Pflege. Arbeitnehmer haben Anspruch auf eine kurzzeitige Arbeitsverhinderung von bis zu zehn Arbeitstagen, um eine akute Pflegesituation zu organisieren oder die Versorgung sicherzustellen. Dabei besteht der Anspruch auch in Kleinbetrieben, sofern ein Nachweis über die Pflegebedürftigkeit vorliegt.

Für eine langfristige Pflege eines nahen Angehörigen kann eine Freistellung von bis zu sechs Monaten in Anspruch genommen oder alternativ eine temporäre Teilzeitbeschäftigung vereinbart werden. In Unternehmen mit mehr als 25 Mitarbeitern besteht die Möglichkeit einer Arbeitszeitreduktion für bis zu 24 Monate, sofern keine dringenden betrieblichen Gründe entgegenstehen.

Pflegeunterstützungsgeld

Pflegeunterstützungsgeld wird gewährt, wenn der Arbeitgeber keine Lohnfortzahlung leistet. Es beträgt 90 % des Nettoarbeitsentgelts, maximal 96,25 € pro Arbeitstag, und kann seit dem 1. Januar 2024 für bis zu zehn Arbeitstage pro pflegebedürftiger Person und Kalenderjahr beantragt werden. Der Antrag muss bei der Pflegekasse eingereicht werden.

Soziale Absicherung

Pflegende Angehörige können unter bestimmten Bedingungen soziale Absicherungen in Anspruch nehmen. Wer einen Pflegebedürftigen mit Pflegegrad 2 bis 5 im häuslichen Umfeld mindestens zehn Stunden pro Woche an zwei Tagen betreut, erhält Rentenversicherungsbeiträge von der Pflegeversicherung, sofern die eigene Erwerbstätigkeit unter 30 Wochenstunden liegt. Zudem besteht während der Pflegezeit Unfallversicherungsschutz über die Pflegeversicherung. Falls die Berufstätigkeit vollständig aufgegeben wird, übernimmt die Pflegeversicherung die Beiträge zur Renten- und Arbeitslosenversicherung.

Als nahe Angehörige gelten Großeltern, Eltern, Schwiegereltern, Stiefeltern, Ehe- oder Lebenspartner, Geschwister und deren Partner, Kinder, Pflege- und Adoptivkinder, Schwiegerkinder sowie Enkel. Da die Regelungen komplex sind, empfiehlt es sich, für detaillierte Informationen die eigene Krankenkasse zu kontaktieren.

Entlastung für pflegende Angehörige

Pflegende Angehörige sind oft stark belastet und erhalten nicht immer ausreichende Unterstützung. Es gibt jedoch verschiedene Entlastungsmöglichkeiten, die Ihnen zustehen:

Pflegesachleistungen nutzen: Ambulante Pflegedienste können über die Pflegesachleistungen ihre erbrachten Leistungen, wie z. B. medizinische Versorgung oder Unterstützung bei der Körperpflege, direkt mit der Pflegekasse abrechnen. Dies entlastet Angehörige und gewährleistet eine fachgerechte Versorgung.

Pflegeunterstützungsgeld bei Freistellung: Arbeitnehmer haben das Recht, sich bis zu zehn Tage im Jahr für die Organisation einer akut aufgetretenen Pflegesituation eines Angehörigen freistellen zu lassen. In dieser Zeit kann Pflegeunterstützungsgeld als Lohnersatz beantragt werden. § 44a SGB XI

Kurzzeit- oder Verhinderungspflege: Bei kurzfristigem Bedarf an einer Pflegevertretung, zum Beispiel im Falle einer Krankheit des pflegenden Angehörigen, besteht ab Pflegegrad 2 Anspruch auf Kurzzeit- oder Verhinderungspflege. Diese Leistungen können tage- oder wochenweise in Anspruch genommen werden, um eine kontinuierliche Betreuung sicherzustellen.

Das Recht auf Pflegezeit: Beschäftigte haben Anspruch auf bis zu sechs Monate unbezahlte Freistellung, um nahe Angehörige in häuslicher Umgebung zu pflegen. Bei minderjährigen Angehörigen gilt dies auch bei außerhäuslicher Betreuung. Für die Begleitung eines nahen Angehörigen in der letzten Lebensphase (z. B. im Hospiz) ist eine Freistellung bis zu drei Monaten möglich. Der Anspruch besteht nur in Betrieben mit mehr als 15 Beschäftigten, kann aber in kleineren Betrieben freiwillig vereinbart werden. Nahe Angehörige sind u. a. Eltern, Großeltern, Ehe-/Lebenspartner, Kinder, Geschwister, Schwiegereltern und Enkelkinder. Alle Pflegegrade sind eingeschlossen. § 7 Absatz 1 PflegeZG. (Bundesgesundheitsministerium)

Anspruch auf Familienpflegezeit: Arbeitnehmer haben das Recht, Familienpflegezeit in Anspruch zu nehmen. Dies bedeutet, sie können ihre Arbeitszeit für bis zu 24 Monate reduzieren, wobei die wöchentliche Mindestarbeitszeit im Jahresdurchschnitt 15 Stunden betragen muss. Die Freistellung ermöglicht es, sich der häuslichen Pflege eines pflegebedürftigen nahen Angehörigen (Pflegegrade 1 bis 5) zu widmen. Ein Anspruch auf teilweise Freistellung besteht zudem für die außerhäusliche Betreuung von minderjährigen pflegebedürftigen nahen Angehörigen. Als nahe Angehörige gelten die in § 7 Absatz 3 des Pflegezeitgesetzes (PflegeZG) genannten Personen. Dieser Rechtsanspruch gilt allerdings nur gegenüber Arbeitgebern mit in der Regel mehr als 25 Beschäftigten, wobei Auszubildende nicht mitgezählt werden. Beschäftigte in Betrieben mit 25 oder weniger Mitarbeitern haben keinen gesetzlichen Anspruch auf Familienpflegezeit, können jedoch auf freiwilliger Basis eine entsprechende Vereinbarung mit ihrem Arbeitgeber treffen (§ 2a Absatz 5a FPfZG).

Pflegebedürftigkeit: Wichtige Schritte im Notfall

Wenn plötzlich Pflegebedarf besteht, sind einige wichtige Schritte erforderlich, um die notwendige Unterstützung sicherzustellen:

1. **Einen Pflegegrad beantragen:** Stellen Sie so früh wie möglich einen Antrag auf einen Pflegegrad bei der Pflegekasse. Damit erhalten Sie Zugang zu Pflegeleistungen und finanziellen Zuschüssen.

2. **Kurzzeitpflege** beantragen, falls Angehörige die Pflege nicht spontan übernehmen können.

3. **Beratung und Pflegekurse in Anspruch nehmen:** Nutzen Sie das Angebot qualifizierter Pflegeberater und nehmen Sie an kostenfreien Pflegekursen der Pflegekasse teil. Dies hilft Ihnen, die Versorgung Ihrer Angehörigen besser zu organisieren und Pflegetechniken zu erlernen.

4. **Notfallplan erstellen:** Wenn pflegende Angehörige kurzfristig verhindert sind, sollte es eine Vertretung geben. Besprechen Sie frühzeitig, wer als Ersatz in Frage kommt, um im Ernstfall vorbereitet zu sein.

5. **Entlastungsbetrag nutzen:** Pflegebedürftige mit Pflegegrad 1 und höher haben Anspruch auf einen monatlichen Entlastungsbetrag von

131 €. Dieser kann z. B. auch für die Finanzierung einer Betreuungskraft oder zur Unterstützung im Haushalt verwendet werden.

Stationäre Langzeitpflege: Leistungen, Kosten und Finanzierung

Was ist stationäre Langzeitpflege?

Stationäre Langzeitpflege wird in Pflegeheimen erbracht und umfasst verschiedene Betreuungsformen wie die vollstationäre Pflege, Tages- und Nachtpflege sowie Kurzzeitpflege. Sie bietet eine umfassende Versorgung für Menschen, die aufgrund ihres Pflegebedarfs dauerhaft auf Unterstützung angewiesen sind.

Teilstationäre Pflege

Teilstationäre Pflege kombiniert häusliche Pflege mit professioneller Betreuung in einer Pflegeeinrichtung (Tages- oder Nachtpflege). Sie entlastet pflegende Angehörige stundenweise, besonders bei der Pflege von Demenzkranken. Pflegebedürftige der Pflegegrade 2 bis 5 haben Anspruch darauf (§ 41 SGB XI).

Teilstationäre Pflege bezeichnet die zeitweise Betreuung im Tages- oder Nachtverlauf in einer Pflegeeinrichtung. Die Tagespflege wird häufig von Pflegebedürftigen genutzt, deren Angehörige tagsüber berufstätig sind, während die Nachtpflege eher auf die Betreuung in der Nacht abzielt. Bei der Nutzung von Tages- und Nachtpflege erfolgt die Abrechnung in der Regel direkt mit der Pflegekasse.

Die Pflegekasse übernimmt anteilig die Kosten für Pflege, Betreuung und ggf. medizinische Behandlung. Zudem wird der Transport zur Einrichtung organisiert.

Die Pflegekasse erstattet in diesem Rahmen die Kosten für folgende Leistungen:

- pflegebedingte Aufwendungen.

- Aufwendungen der sozialen Betreuung.

- Aufwendungen der medizinischen Behandlungspflege.

- Fahrtkosten von und zur Pflegeeinrichtung.

Kosten für Unterkunft, Verpflegung und Investitionen müssen privat getragen werden. Teilstationäre Pflege wird nur gewährt, wenn sie im Einzelfall notwendig ist.

Die Tagespflege bietet pflegebedürftigen Personen die Möglichkeit, an einigen Wochentagen eine spezielle Einrichtung zu besuchen, in der sie umfassend betreut werden. Dabei bleibt das Pflegegeld sowie die Pflegesachleistungen und die Kombinationspflege durch die Nutzung der Tagespflege unberührt. Ab Pflegegrad 2 beteiligt sich die Pflegeversicherung an den Kosten. Auch weitere Leistungen wie der Entlastungsbetrag oder die Verhinderungspflege stehen in voller Höhe zur Verfügung.

Pflegebedürftige mit Pflegegrad 1 müssen jedoch zunächst die Kosten selbst zahlen und können bis zu 131 € pro Monat bei der Pflegekasse geltend machen.

Ein besonderer Vorteil der Tagespflege ist, dass auch der Transport von der Wohnstätte zur Einrichtung und zurück in den Leistungsumfang fällt. Die Fahrtkosten werden direkt über die Pflegeleistungen der Tages- und Nachtpflege abgerechnet. Die Tagespflege wird zusätzlich zum Pflegegeld bewilligt. Eigene Zahlungen oder eine Verrechnung mit dem Pflegegeld erfolgen nur, wenn die monatlichen Kosten die für den Pflegegrad festgelegten Beträge übersteigen.

Die Leistungen in der teilstationären Pflege sind flexibel kombinierbar. Beispielsweise können Angehörige morgens die Medikamentengabe übernehmen, der Pflegedienst mittags Maßnahmen der Grundpflege durchführen, und nachmittags kann die teilstationäre Pflege mit Angeboten wie Demenztraining und Betreuung unterstützt werden. Am Abend übernehmen dann wieder die Angehörigen Aufgaben wie die Hilfe beim Zubettgehen.

Für Pflegebedürftige, die weniger als 28 Tage am Stück in einer Klinik oder Reha-Einrichtung verbringen, bleibt das Pflegegeld weiterhin unangetastet. Solche Aufenthalte haben keinen Einfluss auf die Auszahlung des Pflegegeldes oder anderer Pflegeleistungen.

Die Tagespflege stellt somit eine wertvolle Ergänzung dar, um pflegebedürftige Menschen tagsüber optimal zu betreuen, ohne finanzielle Einbußen bei anderen Pflegeleistungen zu befürchten.

Tages- und Nachtpflege (teilstationäre Pflege)

Pflegebedürftige, die eine teilstationäre Pflege in Anspruch nehmen, erhalten nun folgende Leistungen:

- Pflegegrad 2: 721 €
- Pflegegrad 3: 1.357 €
- Pflegegrad 4: 1.685 €
- Pflegegrad 5: 2.085 €

Vollstationäre Pflege

Pflegebedürftige (Pflegegrad 2-5), die in einem Pflegeheim vollstationär gepflegt werden, bekommen monatlich je nach Pflegegrad Leistungen für die reinen Pflegekosten (§ 43 SGB XI). Leistungen für die vollstationäre Pflege:

- Pflegegrad 2: 805 €
- Pflegegrad 3: 1.319 €
- Pflegegrad 4: 1.885 €
- Pflegegrad 5: 2.096 €

Der Eigenanteil der Pflegebedürftigen ist bei Pflegegrad 2 – 5 für alle gleich.

Kosten der stationären Langzeitpflege

Die Ausgaben für die Betreuung in stationären Pflegeeinrichtungen sind hoch. Obwohl die Pflegeversicherung einen Teil der Kosten (pflegebedingte Kosten) übernimmt, tragen Pflegebedürftige weiterhin eine beträchtliche finanzielle Eigenlast. Es fallen weitere Kosten an, die als Eigenanteil getragen werden müssen:

- Unterkunft und Verpflegung
- Investitionskosten
- Mögliche Ausbildungsumlagen

Ein Zimmer oder Apartment in einem Pflegeheim ähnelt einem Hotelzimmer mit Vollverpflegung. Deshalb zählen auch Unterkunft und Essen zu den monatlichen Pflegeheimkosten, die von den Bewohnern selbst getragen werden. Die Höhe dieser Kosten hängt von der Zimmergröße, der Einzel- oder Doppelbelegung sowie den angebotenen Leistungen ab. Zudem variieren die Kosten je nach Region und Einrichtung und belaufen sich auf mehrere hundert Euro. Die Unterkunftskosten umfassen Reinigung, Gebäudewartung, Wäscheversorgung, Müllentsorgung, Energieversorgung sowie Freizeitangebote. Zu den Investitionskosten eines Pflegeheims zählen Bau- oder Erwerbskosten, Instandhaltung, Miet- und Pachtaufwendungen, Abschreibungen, Darlehenszinsen sowie die Ausstattung gemeinschaftlich genutzter Räume.

Finanzierung der Langzeitpflege

Die Finanzierung der Langzeitpflege kann auf mehreren Wegen erfolgen:

1. **Pflegeversicherung**: Die gesetzliche und private Pflegeversicherung übernimmt pflegebedingte Kosten bis zu festgelegten Höchstbeträgen. Kosten darüber hinaus müssen privat getragen werden.

2. **Berufsgenossenschaft**: Bei Pflegebedürftigkeit infolge eines Arbeitsunfalls oder einer Berufskrankheit übernimmt die Berufsgenossenschaft die Kosten.

3. **Pflegezusatzversicherung**: Private Zusatzversicherungen können zur Abdeckung des Eigenanteils abgeschlossen werden.

4. **Sozialamt**: Wenn die finanziellen Mittel nicht ausreichen, kann Hilfe zur Pflege beantragt werden. Angehörige werden seit 2020 nur dann

zur Zahlung herangezogen, wenn ihr Bruttoeinkommen 100.000 € im Jahr übersteigt.

5. **Beihilfeansprüche**: Personen mit Anspruch auf Beihilfe können weitere finanzielle Unterstützung gemäß den Beihilfevorschriften des Bundes und der Länder erhalten.

Zuschüsse und Eigenanteil bei Pflegeheimkosten

Die Pflegeversicherung leistet pauschale Beiträge, abhängig vom Pflegegrad (2 bis 5), und einen zusätzlichen Leistungszuschlag. Dieser Zuschuss reduziert den Eigenanteil der Bewohner, wird jedoch direkt an das Pflegeheim gezahlt. Ein Antrag ist nicht notwendig, da die Pflegekasse die Berechnung automatisch durchführt.

Insgesamt müssen Pflegeheimbewohner durchschnittlich 2.871 € im Monat selbst tragen. Um die finanzielle Belastung zu verringern, gewährt die Pflegeversicherung seit 2022 einen **Leistungszuschlag**, dessen Höhe sich nach der Dauer des Heimaufenthalts richtet. Dieser Zuschlag wurde zum 1. Januar 2024 wie folgt angepasst und reduziert den Eigenanteil:

- **15 % des Eigenanteils** für Aufenthalte bis zu 12 Monaten,
- **30 % des Eigenanteils** für mehr als 12 Monate,
- **50 % des Eigenanteils** für mehr als 24 Monate,
- **75 % des Eigenanteils** für mehr als 36 Monate.

Fazit

Die Höhe des Zuschusses orientiert sich an der Dauer der Inanspruchnahme vollstationärer Pflege. Je länger der Heimaufenthalt besteht, desto höher der Zuschuss, der den Eigenanteil verringert.

Ein Beispiel: Die Ausgaben für Unterkunft und Verpflegung, die vollständig von den Bewohnern getragen werden müssen, sind im Durchschnitt 925 € pro Monat (im Jahr 2024). Auch die Investitionskosten haben sich erhöht, auf durchschnittlich 488 € (im Jahr 2024). Die angegebenen folgenden Zahlen sind fiktiv und dienen ausschließlich zur Illustration.

Berechnungsbeispiel der monatlichen Kosten:

Pflegekosten	1.890,00 €
Unterkunft und Verpflegung	925,00 €
Investitionskosten	499,00 €
Zuschlag für ein Einzelzimmer	230,00 €
Gesamtkosten pro Monat	= 3.533,00 €
Erstattung durch die Pflegekasse (Bei Pflegegrad 3)	- 1.319,00 €
Eigenanteil pro Monat (ohne Leistungszuschlag)	**= 2.214,00 €**

Voraussetzungen für den Zuschuss

Der Zuschuss wird nur für Bewohner mit Pflegegrad 2 bis 5 in vollstationären Pflegeeinrichtungen gewährt. Pflegegrad 1 ist von dieser Unterstützung ausgeschlossen.

Dauer des Heimaufenthalts:

Die Zuschusshöhe richtet sich nach der Dauer des Aufenthalts, wobei alle angefangenen Monate voll angerechnet werden. Ein Heimwechsel, Kassenwechsel oder eine vorübergehende Abwesenheit von bis zu 42 Tagen pro Jahr beeinflussen die Berechnung nicht.

Die stationäre Langzeitpflege bietet eine unverzichtbare Unterstützung für Pflegebedürftige, geht jedoch mit erheblichen Kosten einher. Die Zuschüsse der Pflegeversicherung und andere Finanzierungsmöglichkeiten helfen, die finanzielle Belastung zu mindern, decken jedoch oft nicht alle Ausgaben ab. Daher ist eine frühzeitige Auseinandersetzung mit den finanziellen Aspekten sinnvoll.

Was tun, wenn die pflegebedürftige Person nicht ins Pflegeheim will?

Die Entscheidung, einen pflegebedürftigen Angehörigen in ein Pflegeheim zu bringen, ist oft eine der schwersten Herausforderungen für Familien. Viele Menschen möchten in ihrer vertrauten Umgebung bleiben, selbst wenn die Pflege zu Hause kaum mehr zu leisten ist. Doch was kann getan werden, wenn ein Umzug ins Heim unumgänglich wird, die betroffene Person dies jedoch vehement ablehnt?

Kann eine Zwangseinweisung erfolgen?

Grundsätzlich gilt: Niemand kann ohne triftigen Grund gegen seinen Willen in ein Pflegeheim eingewiesen werden. Eine solche Maßnahme wäre eine freiheitsentziehende Unterbringung, die laut § 1906 Abs. 1 BGB nur in Ausnahmefällen zulässig ist und durch ein Betreuungsgericht genehmigt werden muss. Eine bloße Sturzgefahr oder drohende Verwahrlosung reicht als Begründung nicht aus.

Wann ist eine Zwangseinweisung möglich?

Eine gerichtlich angeordnete Unterbringung ist nur zulässig, wenn die betroffene Person eine ernsthafte Gefahr für sich selbst oder andere darstellt, etwa aufgrund einer schweren psychischen Erkrankung oder Demenz mit akuter Selbst- oder Fremdgefährdung. In diesem Fall erfolgt die Unterbringung jedoch in einer psychiatrischen Einrichtung über das Psychisch-Krank-Gesetz (PsychKG)und nicht in einem Pflegeheim.

Gesetzliche Betreuung statt Entmündigung

Früher konnten Menschen entmündigt werden, wenn sie als geschäftsunfähig galten. Seit 1992 gibt es jedoch stattdessen das Konzept der gesetzlichen Betreuung. Ein gesetzlicher Betreuer trifft wichtige Entscheidungen für die betroffene Person, wobei deren Willen so weit wie möglich berücksichtigt wird. Ziel ist es, Hilfe zu leisten, nicht zu bevormunden.

Wie kann man den Umzug ins Pflegeheim erleichtern?

Wenn eine pflegebedürftige Person den Heimeinzug ablehnt, ist Gesprächsbereitschaft entscheidend. Oft lassen sich Sorgen und Ängste durch offene und einfühlsame Kommunikation abbauen.

- **Frühzeitige Gespräche führen:** Je eher das Thema angesprochen wird, desto mehr Zeit bleibt, um gemeinsam eine Lösung zu finden.

- **Emotionale Unterstützung bieten:** Viele Pflegebedürftige fürchten den Verlust ihrer Unabhängigkeit oder Einsamkeit im Heim. Diese Sorgen sollten ernst genommen werden.

- **Dritte hinzuziehen:** Oft hilft es, wenn eine neutrale Person, etwa ein Arzt, Sozialdienst oder Pflegedienst, mit der betroffenen Person spricht.

Warum lehnen viele Senioren ein Pflegeheim ab?

Es gibt viele Gründe, warum Menschen nicht ins Heim wollen, darunter:

- Angst vor dem Verlust der Selbstständigkeit und des gewohnten Umfelds

- Sorge, dass sie "abgeschoben" werden

- Furcht vor Einsamkeit und mangelnder Besuche durch Angehörige

- Bedenken hinsichtlich der Pflegequalität und medizinischen Versorgung

- Finanzielle Sorgen

- Zweifel, ob sie sich in der Gemeinschaft des Pflegeheims wohlfühlen werden

Manche lehnen das Pflegeheim aus Unsicherheit oder aus traditionellen Werten ab, etwa mit der Einstellung: *„Früher hat man seine Eltern zu Hause gepflegt!"*

Ein Heim ist kein Abschieben!

Viele Angehörige haben ein schlechtes Gewissen, wenn sie einen geliebten Menschen in ein Heim bringen. Doch oft gibt es keine andere Möglichkeit.

Pflege kann physisch und emotional enorm belastend sein, besonders für Frauen der sogenannten Sandwich-Generation, die gleichzeitig Kinder erziehen, berufstätig sind und sich um pflegebedürftige Eltern kümmern.

Fazit

Den Betroffenen es so angenehm wie möglich zu gestalten. Ein Heim ist keine Strafe, sondern eine Entscheidung für eine gute Betreuung und ein würdevolles Altern. Wenn die Pflege zu Hause nicht mehr tragbar ist, sollte der Umzug ins Heim gut vorbereitet und einvernehmlich gestaltet werden. Offene Gespräche, Unterstützung durch Fachpersonen und die Berücksichtigung der individuellen Sorgen können helfen, den Übergang für alle Beteiligten so angenehm wie möglich zu gestalten.

Selbstbestimmung und das Recht auf Verwahrlosung

Die meisten Menschen wünschen sich, auch im hohen Alter in den eigenen vier Wänden zu bleiben. Doch nicht jeder hat Angehörige, die sich um ihn kümmern können oder wollen. Was also tun, wenn die Bewältigung des Alltags zunehmend schwerfällt? Zum Glück gibt es zahlreiche Hilfsangebote und Leistungen der Pflegeversicherung, die ein selbstbestimmtes Leben zu Hause ermöglichen können.

Ein zentraler Aspekt in der Pflege ist die Balance zwischen dem Recht auf Selbstbestimmung und der Verantwortung zur Fürsorge.

Grundsätzlich hat jeder das Recht, über sein Leben und seinen Wohnraum selbst zu entscheiden – auch wenn dies bedeutet, in einer unordentlichen oder unhygienischen Umgebung zu leben. Artikel 11 des Grundgesetzes garantiert die Freizügigkeit, solange keine akute Gefahr für die Person selbst oder die Allgemeinheit besteht.

Jeder Mensch hat das Recht, selbst zu entscheiden, ob er Hilfe annimmt oder ablehnt – selbst dann, wenn Angehörige oder Pflegekräfte dies für problematisch halten. Erst wenn eine ernsthafte Gefahr für die eigene Sicherheit oder die anderer besteht, dürfen Betreuungsgerichte eingreifen und Maßnahmen wie eine gesetzliche Betreuung oder eine Unterbringung in einer Pflegeeinrichtung anordnen. Angehörige sind zudem nicht verpflichtet, die Pflege zu übernehmen, da niemand zur Betreuung eines anderen gezwungen werden kann. Dieses Recht auf Selbstbestimmung ist verfassungsrechtlich geschützt und gilt, solange keine erhebliche Selbst- oder Fremdgefährdung vorliegt.

Umgang mit Verwahrlosung

Der Umgang mit verwahrlosten Senioren erfordert Fingerspitzengefühl. Pflegekräfte und Angehörige sollten sich bewusst machen, dass Verwahrlosung oft nicht aus Absicht geschieht, sondern aus psychischen oder physischen Beeinträchtigungen resultiert. Häufige Gründe sind Depressionen, Demenz oder soziale Isolation.

Folgende Maßnahmen können helfen:

- Vertrauensvolle Gespräche führen, um die Bereitschaft zur Annahme von Hilfe zu fördern.

- Sanfte Unterstützung anbieten, ohne den Betroffenen zu bevormunden.

- Professionelle Beratung durch Pflegestützpunkte oder Sozialdienste in Anspruch nehmen.

- Ambulante Pflegedienste oder Haushaltshilfen einsetzen, um eine schrittweise Verbesserung der Situation zu erreichen.

- Betreuungsgerichtliche Maßnahmen nur als letzte Option in Erwägung ziehen, wenn eine erhebliche Selbst- oder Fremdgefährdung vorliegt.

Fallbeispiel: Der verwahrloster Herr und die Herausforderungen des Pflegedienstes mit spontaner Hilfe

Es war ein Freitagvormittag, als der Anruf beim Pflegedienst einging. Eine älterer Herr sei verwirrt und verwahrlost in einem Supermarkt aufgefallen.

Die Kassiererin hatte die Polizei informiert, doch diese sah keinen unmittelbaren Handlungsbedarf – der Mann sei weder gefährlich für sich noch für andere. Auch die Krankenkasse verweigerte mit Hinweis auf den Datenschutz jegliche Informationen. Eine Mitarbeiterin des Pflegedienstes machte sich auf den Weg, sprach den Herrn behutsam an und begleitete ihn nach Hause. Dort bot sich ein erschreckendes Bild: Die Wohnung war in einem desolaten Zustand, und in einer Ecke saß ein völlig abgemagertes Kaninchen. Schnell wurde klar, dass der Mann nicht nur körperliche, sondern auch mentale Unterstützung benötigte.

Der Pflegedienst handelte sofort. Ein örtlicher Tierschutzverein wurde informiert, der sich um das Kaninchen kümmerte und es zum Tierarzt brachte. Doch damit war das Problem des Herrn nicht gelöst. Der Versuch, den sozialpsychiatrischen Dienst einzuschalten, stieß auf Schwierigkeiten – es war Freitagmittag, und eine Fachkraft für einen Hausbesuch war kurzfristig nicht verfügbar. Kurzerhand entschied die Pflegedienstmitarbeiterin, den Herrn mit ins Büro zu nehmen, um weitere Schritte zu planen. Der Hausarzt war übers Wochenende nicht erreichbar, und auch die Zuständigen beim Landkreis verwiesen auf den Montag. Am Ende blieb nichts anderes übrig, als den Herrn zurück in ihre Wohnung zu bringen, allerdings mit Kontaktdaten für Hilfsangebote. Diese lehnte er jedoch ab.

Am Montag nahm sich der Landkreis in Zusammenarbeit mit einem Psychiater der Situation an. Eine gesetzliche Betreuung wurde angeregt, doch das Verfahren zog sich hin. In der Zwischenzeit ging der Herr weiter wie gewohnt einkaufen – in derselben desolaten Lage. Ob und wann sich ihre Situation änderte, blieb offen.

Fazit: Pflege rechtzeitig planen

Wer im Alter zu Hause bleiben möchte, sollte sich frühzeitig Gedanken über mögliche Unterstützungsmöglichkeiten machen. Die Pflegeversicherung bietet zahlreiche Hilfen, die ein selbstbestimmtes Leben ermöglichen und Angehörige entlasten. Gleichzeitig müssen gesellschaftliche Strukturen angepasst werden, um die Versorgung Pflegebedürftiger sicherzustellen, während ihr Recht auf Selbstbestimmung gewahrt bleibt.

24-Stunden-Pflege

Immer mehr Familien entscheiden sich dafür, ihre pflegebedürftigen Angehörigen durch Betreuungskräfte aus dem Ausland unterstützen zu lassen, insbesondere aus Osteuropa. Diese sogenannten 24-Stunden-Betreuungskräfte leben im Haushalt der Pflegebedürftigen und helfen bei der täglichen Hausarbeit, der Körperpflege sowie bei der Begleitung zu Arztbesuchen und anderen Aktivitäten. Der Begriff "24-Stunden-Pflege" ist jedoch irreführend, da die Betreuungskräfte gemäß dem deutschen Arbeitszeitgesetz in der Regel maximal 40 bis 60 Stunden pro Woche arbeiten dürfen. Die Betreuungskräfte sind meist keine ausgebildeten Pflegekräfte, sondern unterstützen hauptsächlich bei der Grundpflege und den alltäglichen Aufgaben.

Aufgaben der Betreuungskräfte umfassen:

- **Hauswirtschaftliche Aufgaben** wie Einkaufen, Kochen, Reinigung der Wohnung und Aufräumen, Pflege der Zimmerpflanzen, Versorgung von Haustieren, Wäsche reinigen.

- **Grundpflege** wie Körperpflege (Waschen, Duschen), Mundpflege, Hilfe beim Toilettengang, An- und Ausziehen sowie Unterstützung bei der Nahrungszubereitung und Nahrungsaufnahme, Erinnerung an Medikamenteneinnahme.

- **Begleitung** zu Arztterminen, Behörden und sozialen Aktivitäten.

- **Aktive Pflege**, um die Pflegebedürftigen zu motivieren und ihren Alltag zu gestalten, beispielsweise durch Spaziergänge, Gespräche, Vorlesen und Gesellschaftsspiele.

Medizinische Aufgaben wie Blutdruckmessen oder das Verabreichen von Medikamenten dürfen nur von examinierten Pflegekräften, etwa durch einen ambulanten Pflegedienst, übernommen werden, denn diese Leistungen werden von den Krankenkassen abgerechnet und bezahlt.

Verschiedene Modelle der 24-Stunden-Pflege

1. **Entsendemodell**: Hier wird die Betreuungskraft über eine deutsche, professionelle Agentur vermittelt, ist aber im Heimatland angestellt und wird nach Deutschland entsandt. Diese Form der Anstellung ist rechtssicher und die Betreuungsperson ist im Heimatland sozialversichert, was mit dem Vorliegen einer A1 Bescheinigung dokumentiert wird. Die Kosten beginnen bei ca. 2.200 € monatlich, die Sie als Auftraggeber an das Unternehmen zahlen. Sie als „nur" Auftraggeber sind der Pflegeperson nicht weisungsbefugt.

2. **Selbständig tätige Pflegekraft**: Eine Betreuungskraft arbeitet als Selbstständige und kann für mehrere Pflegebedürftige tätig sein. Dies birgt jedoch das Risiko der Scheinselbstständigkeit. In diesem Falle müssen Sie Sozialabgaben und Versicherungsleistungen nachzahlen. Die Kosten für dieses Modell variieren stark, in der Regel liegen sie zwischen 2.500 und 3.500 € pro Monat.

3. **Direkte Anstellung der Pflegekraft**: Die Familie stellt die Hilfe direkt an und muss alle rechtlichen Pflichten eines Arbeitgebers erfüllen, einschließlich Arbeitszeitregelung, Urlaubsanspruch und Lohnfortzahlung im Krankheitsfall, Kündigungsschutz, Versicherungsschutz und Anspruch auf Sozialleistungen. Sie haben die Möglichkeit, die Aufgaben, Arbeitszeiten und Verhaltensrichtlinien eigenständig zu bestimmen, solange sie den gesetzlichen Vorgaben zum Arbeitsschutz und zur Arbeitszeit entsprechen. Dieses Modell ist am teuersten, da häufig mehrere Kräfte im Wechsel beschäftigt werden müssen. Die monatlichen Kosten beginnen bei etwa 3.000 €.

Vorteile "24-Stunden-Betreuung"

- Pflegebedürftige können in ihrem vertrauten Zuhause bleiben.
- Es gibt eine individuelle, persönliche Betreuung.
- Angehörige werden entlastet, da die Betreuungskraft viele tägliche Aufgaben übernimmt.

Nachteile

- Sprachbarrieren können die Kommunikation erschweren.
- Häufig wechselnde Betreuungspersonen sind üblich.
- Es handelt sich oft nicht um ausgebildete Pflegekräfte, was bedeutet, dass zusätzliche Pflegedienste nötig sein können.
- Die Kosten sind hoch und erfordern, dass ausreichend Wohnraum für die Betreuungsperson zur Verfügung steht.

Wichtige Aspekte

Es ist wichtig, die Beschäftigung der Betreuungskräfte legal zu gestalten. Beim Entsendemodell muss eine **A1-Bescheinigung** vorliegen, die bestätigt, dass die Sozialabgaben im Heimatland korrekt abgeführt werden. Bei der direkten Anstellung müssen alle arbeitsrechtlichen Regelungen beachtet werden, wie zum Beispiel Urlaubsansprüche. Insgesamt bietet die 24-Stunden-Betreuung eine wertvolle Alternative zum Pflegeheim, ist jedoch mit erheblichen Kosten und organisatorischen Herausforderungen verbunden. Für die legale Anstellung stehen verschiedene Modelle zur Verfügung, wobei die Wahl von den finanziellen Möglichkeiten und individuellen Bedürfnissen der Familie abhängt.

Nachbarschaftshilfe

Ab dem 1. Januar 2024 können Pflegebedürftige den Entlastungsbetrag für die Leistungen der Nachbarschaftshelferinnen und Nachbarschaftshelfer einsetzen.

Nachbarschaftshilfe ist eine Unterstützungsmöglichkeit für Pflegebedürftige, bei denen hilfsbereite Menschen – oft aus der direkten Umgebung – im Alltag unterstützen. Diese Hilfe kann von der Pflegeversicherung finanziert werden, wenn sie als ein „Angebot zur Unterstützung im Alltag" gemäß §45a SGB XI anerkannt ist. Die Anerkennung und die möglichen Leistungen unterscheiden sich jedoch je nach Bundesland.

In manchen Bundesländern dürfen Einzelpersonen als Nachbarschaftshelfer tätig sein, wenn sie bei der Pflegeversicherung gemeldet sind, während in anderen Bundesländern eine Anbindung an Organisationen wie Nachbarschaftshilfevereine erforderlich ist. Auch die Aufgabenbereiche, die Nachbarschaftshelfer übernehmen dürfen, unterscheiden sich je nach Bundesland.

Welche Aufgaben übernehmen Nachbarschaftshelfer in der Regel?

Die Aufgaben der Nachbarschaftshilfe zielen darauf ab, Pflegebedürftige zu betreuen und ihre Angehörigen im Alltag zu entlasten. Typische Tätigkeiten sind:

- Unterstützung im Haushalt und beim Einkaufen
- Begleitung bei Spaziergängen
- Gespräche und gemeinsame Aktivitäten, z. B. Gesellschaftsspiele, Basteln oder Vorlesen
- Veranstalten von Freizeitaktivitäten, wie Ausflüge oder Seniorentreffen
- Stundenweise Betreuung von Senioren

Pflegerische und medizinische Aufgaben, wie die Grundpflege oder das Wechseln von Wundverbänden, sind hiervon ausgeschlossen und dürfen ausschließlich nur von ausgebildeten Pflegefachkräften durchgeführt werden.

Finanzierungsmöglichkeiten für Nachbarschaftshilfe durch die Pflegekasse

Nachbarschaftshilfe wird als ehrenamtliche Tätigkeit betrachtet, weshalb Helfer in der Regel keine feste Vergütung erhalten, sondern lediglich eine kleine Aufwandsentschädigung.

Diese wird von der Pflegeversicherung unterstützt, sofern die jeweilige Leistung anerkannt ist und die Bedingungen des Bundeslandes erfüllt sind. Mögliche Leistungen zur Finanzierung sind:

- **Entlastungsbetrag:** Ab Pflegegrad 1 steht Pflegebedürftigen ein monatlicher Entlastungsbetrag von 131 € zur Verfügung, der auch für Nachbarschaftshilfe genutzt werden kann. Diese Hilfe muss in häuslicher Umgebung stattfinden.

- Ab Pflegegrad 2 können Teile der **Pflegesachleistungen**, die eigentlich für professionelle Pflegedienste gedacht sind, in Angebote zur Unterstützung im Alltag umgewandelt werden. Damit lässt sich auch die Nachbarschaftshilfe finanzieren. Es gelten die landesspezifischen Voraussetzungen.

- **Verhinderungspflege:** Pflegebedürftige ab Pflegegrad 2 können das Budget der Verhinderungspflege nutzen, wenn die pflegende Person, wie z. B. ein Angehöriger, zeitweise vertreten werden muss. Diese Vertretung kann durch Freunde, Nachbarn oder Nachbarschaftshelfer erfolgen, wobei hier keine besonderen Bedingungen des jeweiligen Bundeslandes berücksichtigt werden müssen.

Voraussetzungen je nach Bundesland

Da die Anerkennung und Finanzierung von Nachbarschaftshilfe je nach Bundesland unterschiedlich geregelt sind, ist es wichtig, sich über die regionalen Bestimmungen zu informieren. In vielen Bundesländern ist die Teilnahme an einem Pflegekurs Voraussetzung für die Anerkennung als Nachbarschaftshelfer. Diese Kurse sind für zukünftige Nachbarschaftshelfer meist kostenlos. Einige Bundesländer verlangen spezielle Inhalte in diesen Kursen, die auf Nachbarschaftshilfe abgestimmt sind. Informationen dazu erhalten Sie bei Ihrem Pflegestützpunkt oder Ihrer Pflegeversicherung.

Welche Bedingungen gelten für einen Nachbarschaftshelfer?

Der Nachbarschaftshelfer agiert ehrenamtlich ohne festen, regelmäßigen Lohn. Er ist mit dem zu Pflegenden nicht verwandt und wohnt nicht im selben Haushalt und ist keine eingetragene Pflegeperson. Eine Qualifikation durch Kurse kann je nach Bundesland erforderlich sein.

Antrag und Abrechnung der Nachbarschaftshilfe

Für die Aufwandsentschädigung muss bei der Pflegekasse ein Formular zur „Anerkennung der Nachbarschaftshilfe" eingereicht werden. Nach erfolgreicher Prüfung wird eine Bestätigung ausgestellt, die zur Abrechnung der Entschädigung berechtigt. Es gibt zwei Abrechnungsarten:

- **Kostenerstattung**: Die Leistung wird zunächst privat bezahlt, die Belege dann bei der Pflegekasse eingereicht.

- **Abtretungserklärung**: Der Leistungsanspruch wird direkt an den Anbieter, etwa einen Verein, abgetreten, sodass dieser die Abrechnung übernimmt.

Nachbarschaftshilfe und Steuern

Nachbarschaftshilfe wird steuerlich als Ehrenamt behandelt. Die Helfer-Einnahmen sind bis zu bestimmten Pauschalen steuerfrei. Die Einnahmen als Nachbarschaftshelfer müssen aber in der Steuererklärung als Einkommen angegeben werden.

Pflegebedürftige können zusätzliche Ausgaben für Nachbarschaftshilfe, die nicht vollständig durch die Pflegeversicherung gedeckt sind, häufig steuerlich geltend machen.

Wie findet man Nachbarschaftshelfer in der Nähe?

Zugelassene Nachbarschaftshilfe Angebote können über die Pflegeversicherung oder Pflegestützpunkte der Region gefunden werden. Auch digitale Suchdienste, wie der AOK-Pflegenavigator, vdek-Pflegelotse oder BKK PflegeFinder, zeigen regionale Anbieter an.

Zusammenfassung

Nachbarschaftshilfe ist eine wertvolle Unterstützungsmöglichkeit für pflegebedürftige Menschen und kann bei Erfüllung bestimmter Voraussetzungen von der Pflegeversicherung gefördert werden. Da die Regelungen je nach Bundesland unterschiedlich sind, empfiehlt es sich, bei der Pflegekasse nach Details zu fragen, um die Nachbarschaftshilfe optimal zu nutzen und zu finanzieren.[4]

Bayerisches Landespflegegeld – Anspruch, Beantragung und Vorteile

Pflegebedürftige Menschen mit mindestens Pflegegrad 2 und Hauptwohnsitz in Bayern haben Anspruch auf das Bayerische Landespflegegeld. Diese freiwillige Leistung der bayerischen Staatsregierung beträgt 1.000 € jährlich und steht den Empfängern zur freien Verfügung. Sie soll die Selbstbestimmung der Pflegebedürftigen stärken und ist sowohl einkommensunabhängig als auch steuerfrei. Nach der Bewilligung des Antrags wird der Betrag automatisch einmal im Jahr ausgezahlt – jeweils zwischen Oktober und September des Folgejahres, solange die Voraussetzungen erfüllt sind.

Das Bayerische Landespflegegeld kann einfach online beantragt werden, da neben der Ausweisfunktion des Personalausweises auch das ELSTER-Zertifikat zur Identifizierung genutzt werden kann. Anträge können auch noch kurz vor Fristende am 31. Dezember eingereicht werden und gelten als fristgerecht für die jährliche Zahlung.

Weitere Informationen und Unterstützung zur Antragstellung sind in Pflegestützpunkten oder auf der Website www.landespflegegeld.bayern.de verfügbar.

---

[4] Antrag auf Anerkennung eines Angebotes zur Unterstützung im Alltag (AZUA) nach § 45a SGB XI durch eine Einzelperson im Rahmen ehrenamtlicher Tätigkeit als Nachbarschaftshelfer oder Nachbarschaftshelfer: https://soziales.niedersachsen.de/startseite/soziales_gesundheit/gesundheit_und_pflege/angebote_zur_unterstutzung_im_alltag/entlastungsbetrag-angebote-zur-unterstutzung-im-alltag-nach-dem-sgb-xi-208184.html (Antrag steht dort zum Download zur Verfügung)

Überblick über Ihre Möglichkeiten: Ein Leitfaden durch das Pflege- und Unterstützungssystem

Die Pflege eines Angehörigen oder die Organisation der eigenen Versorgung ist oft eine Herausforderung, die zahlreiche Fragen aufwirft. Welche Leistungen stehen mir zu? Wie beantrage ich einen Pflegegrad? Welche Unterstützungsmöglichkeiten gibt es für pflegende Angehörige?

Um Ihnen einen umfassenden Überblick über das komplexe System der Pflege- und Unterstützungsleistungen zu bieten, haben wir einen Flowchart erstellt, der alle wesentlichen Informationen zusammenfasst. Dieses Schaubild zeigt Ihnen auf einen Blick:

- **Finanzielle Unterstützungsmöglichkeiten**: Pflegegeld, Pflegesachleistungen, Entlastungsbeträge und weitere Leistungen der Pflegeversicherung.

- **Praktische Hilfen**: Wie wohnumfeldverbessernde Maßnahmen oder spezielle Hilfsmittel.

- **Ansprüche mit einem Pflegegrad**: Voraussetzungen, Beantragung und Verknüpfung mit weiteren Rechten wie dem Schwerbehindertenausweis und Nachteilsausgleiche.

- **Persönliche Vorsorge**: Wichtige Dokumente wie Patientenverfügung, Vorsorgevollmacht und Testament.

- **Entlastung für pflegende Angehörige**: Leistungen und steuerliche Tipps, um Sie in Ihrer Rolle zu unterstützen.

Das Flowchart führt Sie Schritt für Schritt durch die verschiedenen Bereiche, zeigt Ihnen mögliche Verbindungen zwischen den Leistungen und hilft Ihnen, Ihre individuellen Ansprüche und Unterstützungsbedarfe zu erkennen und optimal zu nutzen.

Nutzen Sie dieses Tool als Orientierungshilfe, um für Sie und Ihre Familie beste Entscheidungen zu treffen.

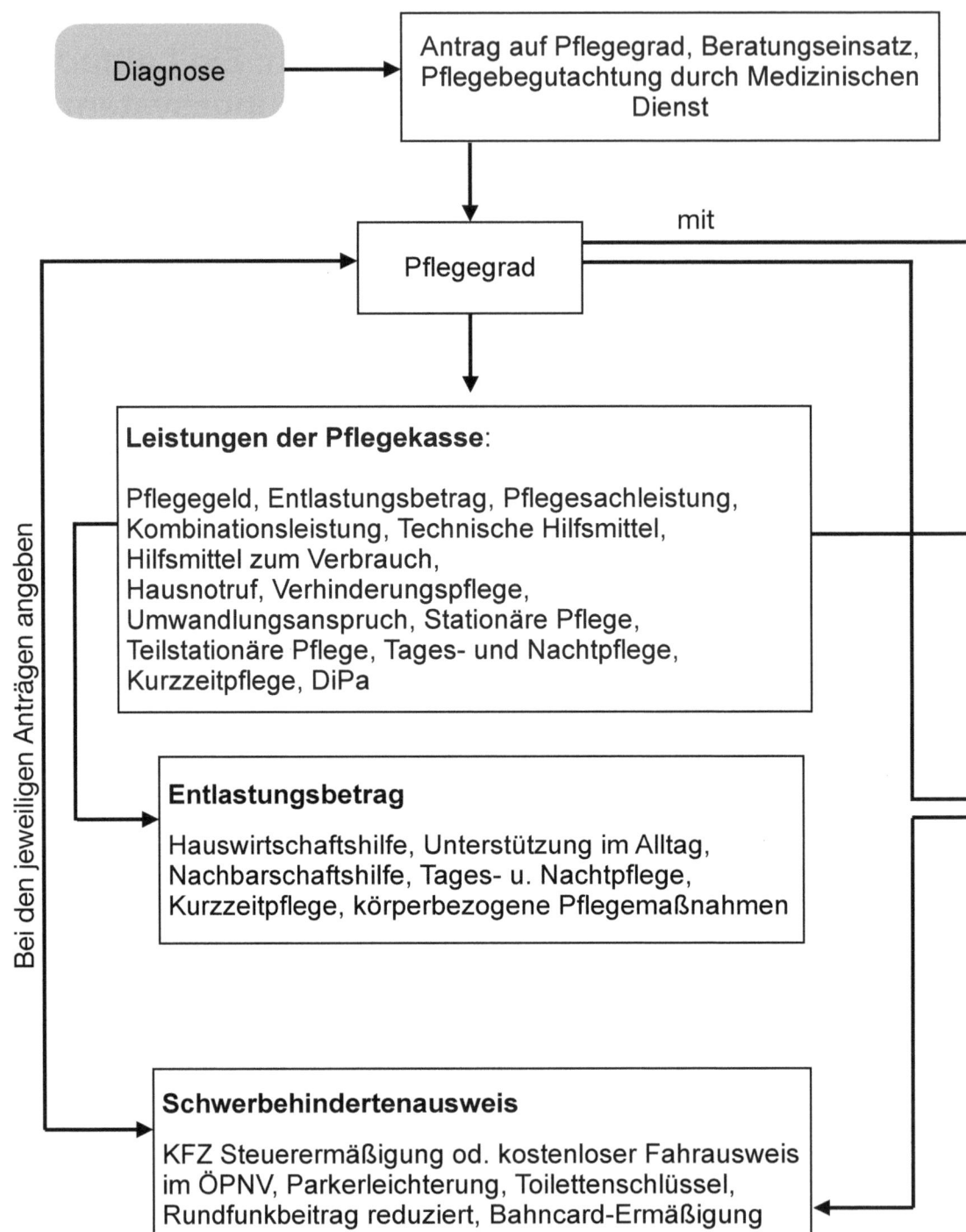

Diagnose → Antrag auf Pflegegrad, Beratungseinsatz, Pflegebegutachtung durch Medizinischen Dienst

mit

Pflegegrad

Bei den jeweiligen Anträgen angeben

Leistungen der Pflegekasse:

Pflegegeld, Entlastungsbetrag, Pflegesachleistung, Kombinationsleistung, Technische Hilfsmittel, Hilfsmittel zum Verbrauch, Hausnotruf, Verhinderungspflege, Umwandlungsanspruch, Stationäre Pflege, Teilstationäre Pflege, Tages- und Nachtpflege, Kurzzeitpflege, DiPa

Entlastungsbetrag

Hauswirtschaftshilfe, Unterstützung im Alltag, Nachbarschaftshilfe, Tages- u. Nachtpflege, Kurzzeitpflege, körperbezogene Pflegemaßnahmen

Schwerbehindertenausweis

KFZ Steuerermäßigung od. kostenloser Fahrausweis im ÖPNV, Parkerleichterung, Toilettenschlüssel, Rundfunkbeitrag reduziert, Bahncard-Ermäßigung

Flowchart

Eingetragener Pflegeperson:

Beiträge zur Rentenversicherung, Unfallversicherung während der Pflege, zusätzliche Leistungen bei Pflegezeit, Pflegeunterstützungsgeld, Video-Pflegekurse

Finanzielle Hilfen

Wohnumfeldverbessernde Maßnahmen, Pflegeunterstützungsgeld, Landespflegegeld Bayern, Hilfe zur Pflege, Wohngruppenzuschlag

Geldleistung und steuerliche Entlastung

Fahrkostenerstattung bei Verhinderungspflege, Kosten für Tages- und Nachtpflege, Kosten für Kurzzeitpflege, Handwerkerkosten, Pflegekosten steuerlich geltend machen, Pauschbetrag, Behindertenpauschbetrag, Blindengeld / Blindenhilfe

Allgemein:

- Vorsorgevollmacht
- Patientenverfügung
- Pflegezusatzversicherung
- Generalvollmacht
- Testament
- Betreuungsvollmacht
- Notvertretungsrecht zwischen Ehegatten
- Sorgerechtsverfügung

Leistungen der Pflegeversicherung verständlich erklärt anhand von Fallbeispielen

Anhand von praxisnahen Fallbeispielen möchten wir Ihnen die Leistungen der Pflegeversicherung anschaulich und verständlich näherbringen.

Anhand von Beispielen erhalten Sie eine verständliche Einführung in das Pflegesystem, inklusive Informationen darüber, was, wie und wann beantragt werden sollte. Dabei wird nicht nur auf plötzlich eintretende, einschneidende Ereignisse eingegangen, sondern auch auf schleichende Entwicklungen, die die Selbstständigkeit oder Eigenständigkeit beeinträchtigen und verschlechtern können – ebenfalls veranschaulicht durch praxisnahe Beispiele.

Wir möchten Sie mit Zuversicht und Klarheit durch das System der Pflegeversicherung führen und Sie ermutigen, sich nicht vor bürokratischen Hürden zu scheuen. Die gesetzlichen Hilfen der Pflegeversicherung sind speziell dafür gedacht, Menschen mit Gebrechen, Handicaps und Einbußen im Alltag zu unterstützen und ihnen Entlastungen zu bieten, damit sie trotz Einschränkungen ein möglichst selbstbestimmtes Leben führen und am gesellschaftlichen Leben teilnehmen können.

Erstantrag auf einen Pflegegrad nach akutem Ereignis

Dieses Beispiel verdeutlicht, wie Pflegebedürftige und ihre Familien die Möglichkeiten der Pflegeversicherung optimal nutzen können.

Frau Meier ist 82 Jahre alt und lebt seit vielen Jahren allein in ihrer Wohnung im dritten Stock eines Altbaus. Eines Tages stürzte sie beim Aufhängen von Gardinen und zog sich eine schwere Oberschenkelfraktur zu. Nach einer erfolgreichen Operation, bei der ein neues Hüftgelenk eingesetzt wurde, erholte sie sich gut. Doch leider konnte sie nicht so mobilisiert werden, dass sie ihren Haushalt wie vor dem Sturz alleine führen konnte.

Orientierung in der Pflegelandschaft

Frau Meier wollte unbedingt in ihrer vertrauten Umgebung bleiben, obwohl ihre Mobilität eingeschränkt war. Ihre Familie unterstützte sie dabei. Gemeinsam beschlossen sie, sich an die Pflegekasse zu wenden, um mögliche Unterstützungen zu beantragen.

Pflegegrad: Der erste Schritt zur Unterstützung

Ein Pflegegutachter des Medizinischen Dienstes kam, um Frau Meiers Pflegebedürftigkeit zu bewerten. Hierbei wurden die sechs Module der Begutachtung berücksichtigt:

1. Mobilität
2. Kognitive und kommunikative Fähigkeiten
3. Verhaltensweisen und psychische Problemlagen
4. Selbstversorgung
5. Umgang mit krankheits- oder therapiebedingten Anforderungen
6. Gestaltung des Alltagslebens und sozialer Kontakte

Frau Meier erhielt Pflegegrad 1, da sie nur in den Bereichen für hauswirtschaftliche Versorgung Hilfe benötigte. Damit stand ihr der Entlastungsbetrag von 131 € monatlich aus der Pflegeversicherung zur Verfügung.

Akute Verschlechterung der gesundheitlichen Situation

Leider bekam sie nach einem halben Jahr einen Schlaganfall. Ein Beratungsgespräch eines Pflegedienstes brachte das Ergebnis, dass eine Höherstufung des Pflegegrads erforderlich war. Nach einer erneuten ärztlichen Begutachtung erhielt Frau Meier Pflegegrad 3, da sie in vielen Bereichen nun umfassende Hilfe benötigte. Damit stand ihr eine Vielzahl von Leistungen der Pflegeversicherung zur Verfügung.

Pflegegeld und Pflegesachleistungen

Frau Meier entschied sich für eine Kombination aus Pflegegeld und Pflegesachleistungen. Ihre Tochter übernahm einen Großteil der pflegerischen Tätigkeiten, wie die Körperpflege und das Anreichen von Mahlzeiten. Hierfür erhielt Frau Meier Pflegegeld. Zudem kam eine ambulante Pflegekraft täglich, um medizinische Versorgung zu leisten und Frau Meier bei der Mobilisation zu helfen. Diese Leistungen wurden über Pflegesachleistungen finanziert.

Entlastungsbetrag

Der monatliche Entlastungsbetrag von 131 € wurde genutzt, um eine Alltagsbegleiterin zu finanzieren. Diese half Frau Meier, kleinere Spaziergänge zu unternehmen und sie bei Arztbesuchen zu begleiten.

Hilfsmittel und wohnumfeldverbessernde Maßnahmen

Die Pflegekasse bewilligte aufgrund des ärztlichen Gutachtens wegen der Höherstufung des Pflegegrads mehrere Hilfsmittel, darunter ein Pflegebett, einen Rollator und einen Duschhocker. Für die Wohnung wurde ein Treppenlift installiert, der mit einem Zuschuss der Pflegekasse im Rahmen wohnumfeldverbessernder Maßnahmen finanziert wurde. Zudem wurden Haltegriffe im Badezimmer angebracht.

Hausnotrufsystem

Um die Sicherheit von Frau Meier zu gewährleisten, installierte ihre Familie ein Hausnotrufsystem. Die Kosten für das Grundsystem wurden von der Pflegekasse übernommen. Frau Meier konnte nun jederzeit per Knopfdruck Hilfe rufen.

Verhinderungspflege

Die Tochter von Frau Meier benötigte gelegentlich Entlastung. Hierfür wurde die Verhinderungspflege in Anspruch genommen. Während dieser Zeit übernahm eine Ersatzpflegekraft, die Freundin der Tochter die Betreuung.

Kurzzeitpflege

Nach dem Schlaganfall musste Frau Meier für vier Wochen in die Kurzzeitpflege, da ihre Familie und die ambulanten Dienste die umfassende Betreuung nicht sofort organisieren konnten. Die Pflegekasse übernimmt anteilig die Kosten für diese Zeit.

Steuerliche Entlastungen

Die Familie beantragte den Pflegepauschbetrag, um die pflegerischen Aufwendungen steuerlich geltend zu machen. Zudem zahlte die Pflegekasse

Rentenversicherungsbeiträge für die Tochter, da diese ihre Berufstätigkeit reduziert hatte, um ihre Mutter zu pflegen.

Fazit: Ein gemeinsamer Kraftakt

Die Geschichte von Frau Meier zeigt, wie umfassend die Unterstützung durch die Pflegekasse sein kann. Dank der Kombination aus familiärer Pflege, professionellen Pflegediensten und finanzieller Unterstützung konnte Frau Meier in ihrer gewohnten Umgebung bleiben und ihre Lebensqualität weitgehend bewahren. Die Familie bewältigte die Herausforderung gemeinsam und konnte auf ein breit gefächertes Hilfesystem zurückgreifen.

Diese fiktive Geschichte verdeutlicht, wie Pflegebedürftige und ihre Familien die Möglichkeiten der Pflegeversicherung optimal nutzen können.

Erstantrag bei schleichender Verschlechterung der Symptome

Ein Antrag auf einen Pflegegrads kann auch erforderlich werden, wenn sich das Krankheitsbild allmählich und schleichend verschlechtert. Gerade bei diagnostizierten Erkrankungen werden anfängliche Einschränkungen häufig akzeptiert, als selbstverständlich hingenommen und an die neuen Gegebenheiten angepasst. Doch zögern Sie nicht, ein Beratungsgespräch nach § 7a SGB XI in Anspruch zu nehmen. In diesem Rahmen können Sie Ihre Situation bewerten lassen und Unterstützung bei der Beantragung eines Pflegegrads erhalten. Gerade bei schleichenden Veränderungen, die die Selbstständigkeit zunehmend beeinträchtigen können, ist es unser Ziel, Ihnen mit diesem Ratgeber Sicherheit und Klarheit zu geben, damit Sie die Ihnen zustehenden Leistungen der Pflegeversicherung in Anspruch nehmen und die bestmögliche Unterstützung für Ihren Alltag erhalten.

Blindengeld und Blindenhilfe

Blindenhilfe und Blindengeld sind wichtige finanzielle Hilfen, die Menschen, denen das Augenlicht vollständig fehlt oder deren Sehfähigkeit auf dem besseren Auge nicht mehr als 1/50 (0.02 oder 2 %) beträgt dabei helfen, die durch ihre Sehbehinderung bedingten Mehrkosten zu decken. Während das Blindengeld von den Bundesländern gezahlt wird und meist unabhängig vom Einkommen ist, richtet sich die Blindenhilfe als Sozialleistung an Menschen mit geringem Einkommen und Vermögen.

Blindengeld: Unterstützung durch die Bundesländer

Blindengeld wird von den Bundesländern gewährt, um blinden Menschen bei der Bewältigung ihrer alltäglichen Mehrkosten, wie für Mobilität oder Hilfsmittel, zu helfen. Menschen mit einer maximalen Sehkraft von 2 % (Zivil-Blinde) können Blindengeld beantragen. In einigen Bundesländern gibt es zusätzlich Sehbehindertengeld für Personen mit bis zu 5 % Sehkraft. Personen mit einer altersbedingten Makuladegeneration (AMD) können in bestimmten Fällen auch Anspruch auf Blindengeld haben.

Die Höhe des Blindengeldes variiert je nach Bundesland und betrug im Jahr 2024 zwischen 300 € und 880,28 € monatlich. In Niedersachsen beispielsweise ist die Zahlungshöhe unabhängig vom Alter. Die Beantragung erfolgt beim zuständigen Sozialamt der Kommune oder online. Zusätzlich können bei einer gesicherten Diagnose Hilfsmittel wie Lupen als Kassenleistung bereitgestellt werden.

Blindengeld wird unabhängig vom Einkommen gezahlt, jedoch können andere Leistungen, die denselben Zweck erfüllen, angerechnet werden. Dazu zählen z. B. Pflegeleistungen oder Leistungen nach beamtenrechtlichen Vorschriften.

Blindenhilfe: Sozialleistung für Bedürftige

Die Blindenhilfe ist eine bundesweit einheitlich geregelte Leistung nach dem Sozialgesetzbuch XII (SGB XII). Sie richtet sich an Menschen, die als blind anerkannt sind (maximale Sehschärfe von 1/50) und die die Einkommens- sowie Vermögensgrenzen des SGB XII einhalten. Sie dient dazu, zusätzliche Kosten auszugleichen, die durch die Blindheit entstehen, und wird nur gezahlt, wenn keine gleichartigen Leistungen aus anderen Rechtsvorschriften bestehen.

Die Höhe der Blindenhilfe wird angepasst und beträgt (Stand 2024):

- 440,90 € monatlich für Minderjährige
- 880,28 € monatlich für Erwachsene unter 60 Jahren
- 473,00 € monatlich für Erwachsene ab 60 Jahren

Die Blindenhilfe kann durch andere Sozialleistungen gekürzt werden. So werden etwa Pflegeleistungen bei Pflegegrad 2 zu 50 % angerechnet, bei Pflegegrad 3 und 4 beträgt die Anrechnung 40 %, jedoch maximal die Hälfte der Blindenhilfe. Auch bei stationärer Unterbringung, wenn die Kosten durch öffentliche Träger übernommen werden, kann die Blindenhilfe um maximal 50 % gekürzt werden.

Zusammenwirken von Blindengeld und Blindenhilfe

Blindenhilfe und Blindengeld können kombiniert werden, wenn blinde Menschen trotz Blindengeld ihren Lebensunterhalt nicht vollständig sichern können. Dabei wird das Blindengeld als „vergleichbare Leistung" auf die Blindenhilfe angerechnet. Beide Leistungen sind steuerfrei und können nicht gepfändet werden, da sie als Sozialleistungen gelten.

Besonderheiten bei Pflegeleistungen

Pflegebedürftige mit einem Pflegegrad erhalten häufig eine reduzierte Blindengeldleistung, da sich die Zwecke von Pflegeleistungen und Blindengeld teilweise überschneiden. Personen mit Pflegegrad 1 erhalten jedoch weiterhin das volle Blindengeld. Die genaue Höhe der Kürzungen hängt von den Regelungen des jeweiligen Bundeslandes ab.

Fazit

Blindenhilfe und Blindengeld sind essenzielle Unterstützung für blinde Menschen, um die finanziellen Herausforderungen ihrer Behinderung zu bewältigen. Während die Blindenhilfe einkommensabhängig ist und speziell für Bedürftige gilt, steht das Blindengeld in der Regel unabhängig vom Einkommen zur Verfügung. Beide Leistungen können sich ergänzen, wobei Kürzungen durch andere Sozialleistungen möglich sind. Die genauen Regelungen und Leistungen variieren jedoch je nach Bundesland, weshalb es wichtig ist, sich umfassend zu informieren und die individuellen Ansprüche zu prüfen.

Finanzielle Unterstützung für taubblinde und hörsehbehinderte Menschen

Menschen, die sowohl eine erhebliche Seh- als auch Hörbeeinträchtigung haben – sei es durch Taubheit oder eine hochgradige Sehbehinderung in Kombination mit schwerer Schwerhörigkeit – benötigen deutlich mehr Unterstützung im Alltag. Dennoch erhalten sie nur in einigen Bundesländern zusätzliche finanzielle Hilfen über das Landesblinden- oder Landespflegegeld.

Derzeit gewähren Bayern, Berlin, Hessen, Nordrhein-Westfalen, Sachsen, Schleswig-Holstein und Thüringen höhere Leistungen für Betroffene. Die genauen Voraussetzungen variieren je nach Bundesland.

Besonderheiten in Berlin, Hessen und Thüringen:
Hier wird Taubblindheit als eigenständige Behinderung anerkannt, wenn die Kriterien für das Merkzeichen „TBl" erfüllt sind. Dies ermöglicht den Bezug spezieller Landesleistungen.

Gehörlosengeld

Gehörlosengeld ist eine finanzielle Unterstützung in einigen Bundesländern für Menschen mit Gehörlosigkeit oder hochgradiger Schwerhörigkeit. Es ist einkommens- und vermögensunabhängig, muss beantragt werden und dient dem Ausgleich behinderungsbedingter Mehraufwendungen. Leistungen und Voraussetzungen variieren je nach Bundesland. Kein Gehörlosengeld gibt es in Bayern, Schleswig-Holstein und in Bremen.

Leistungen nach Bundesländern (Stand 2025)

Berlin:

- Voraussetzungen: Wohnsitz in Berlin, angeborene/frühkindliche oder schwere Gehörlosigkeit.
- Höhe: 176,06 €/Monat (gehörlos), bis 1.189 €/Monat (Taubblind).
- Kürzungen bei Pflegeleistungen oder Klinikaufenthalten.

Brandenburg:

- Voraussetzungen: Wohnsitz, Taubheit vor dem 7. Lebensjahr oder GdB 100.
- Höhe: 130 €/Monat (gehörlos), 850 €/Monat (Taubblind).
- Kürzungen bei Pflegeleistungen oder Sachleistungen.

Hessen:

- Voraussetzungen: Wohnsitz, beidseitige Taubheit, GdB 100.
- Höhe: 172,51 €/Monat (gehörlos), 1.514,08 €/Monat (taubblind).
- Kürzungen bei stationärem Aufenthalt oder anderen Ausgleichsleistungen.

Nordrhein-Westfalen:

- Voraussetzungen: Wohnsitz, Gehörlosigkeit bis zum 18. Lebensjahr.
- Höhe: 77 €/Monat (gehörlos).

Sachsen:

- Voraussetzungen: Wohnsitz, Gehörlosigkeit mit GdB 100.
- Höhe: 150 €/Monat (gehörlos), 850 €/Monat (Taubblind).
- Kürzungen bei anderen Leistungen zum Mehraufwandsausgleich.

Sachsen-Anhalt:

- Voraussetzungen: Wohnsitz, frühkindliche oder schwere Gehörlosigkeit mit GdB 100.
- Höhe: 64,10 €/Monat.
- Kürzungen bei Pflegeleistungen.

Thüringen:

- Voraussetzungen: Wohnsitz oder früherer Wohnsitz in Thüringen, Gehörlosigkeit mit Merkzeichen Gl.
- Höhe: 172 €/Monat (gehörlos), bis 644 €/Monat (Taubblind).
- Kürzungen bei stationärem Aufenthalt oder anderen Ausgleichsleistungen.

Wichtiges zu Anträgen

- Gehörlosengeld wird ab Antragsmonat gewährt; verspätete Anträge führen zu Verlust von Ansprüchen.
- Zuständig sind in der Regel Sozialämter oder Landesbehörden.
- Kontaktdaten und Antragsformulare sind je nach Bundesland online verfügbar.

Diese Übersicht soll einen schnellen Einblick in das komplexe Thema geben. Die gesetzlichen Krankenkassen sind verpflichtet, bei Bedarf die Kosten für Gebärdensprachkurse zu übernehmen. Diese werden als Behandlungskosten angesehen, wenn der Patient taub ist oder das Risiko besteht, das Gehör zu verlieren.

Hilfe zur Pflege – Finanzielle Hilfe für Pflegebedürftige

„Hilfe zur Pflege" ist eine Sozialleistung in Deutschland, die pflegebedürftigen Menschen finanzielle Unterstützung bietet, wenn ihr eigenes Einkommen und Vermögen oder die Leistungen der Pflegeversicherung nicht ausreichen, um die Pflegekosten zu decken. Dies ist im SGB XII § 61 - 66a festgelegt. Seit dem 1. Januar 2020 müssen Kinder ihre Eltern nur dann finanziell unterstützen, wenn ihr eigenes Jahresbruttoeinkommen 100.000 € übersteigt. Dabei zählt ausschließlich das Einkommen des Kindes, nicht das des Ehepartners. Sozialhilfeträger prüfen in der Regel den Anspruch auf Elternunterhalt und verlangen Einsicht in Einkommen und Vermögen. Falls kein Unterhalt gezahlt werden muss oder dieser nicht ausreicht, erhalten die Eltern Sozialhilfe zur Deckung ihrer Kosten.

Wer kann „Hilfe zur Pflege" beantragen?

Die „Hilfe zur Pflege" kann von Pflegebedürftigen beantragt werden, wenn die folgenden Voraussetzungen erfüllt sind:

- Der Pflegebedürftige ist auf Pflegeleistungen angewiesen und die finanziellen Mittel aus der eigenen Tasche und der Pflegeversicherung sind nicht ausreichend.

- Die pflegebedürftige Person und eventuell der Ehepartner verfügen über kein ausreichendes Vermögen, um die Pflegekosten selbst zu finanzieren.

- Auch Menschen ohne Vorversicherungszeit, wie Obdachlose oder Langzeitarbeitslose, können die Hilfe zur Pflege beantragen.

- Pflegebedürftige bekommen Leistungen aus der Pflegeversicherung, aber die zusätzlichen Kosten können nicht gedeckt werden.

- Pflegebedürftige haben keinen Anspruch auf Leistungen aus der Pflegeversicherung.

- Menschen in einer vorübergehenden Notsituation, für einmalige Hilfe (spezielle Ernährung)

- Bürgergeld-Empfänger mit erhöhten medizinischen Bedarf

- Erwerbsfähige ohne Pflegegrad, die aufgrund ihrer Erkrankung Hilfe im Haushalt benötigen.
- Möglichkeit der Zahlung eines persönlichen Budgets für Menschen mit Behinderung zur Anschaffung von Hilfsmitteln.

Berechnung des Vermögens und Schonvermögen

Die finanzielle Unterstützung orientiert sich an einem festgelegten Regelbedarf (SGBXII § 28). Das Einkommen des Antragstellers wird berücksichtigt, jedoch bleiben bestimmte Vermögenswerte (Schonvermögen) unangetastet, wie z. B. ein kleineres Barvermögen, ein selbst genutztes Haus oder ein Auto. Bei Pflegebedürftigen mit Pflegegrad 4 und 5, minderjährigen Kindern oder Blinden gelten Sonderregelungen.

Schonvermögen, das nicht für Pflegekosten gegengerechnet wird:

- Bargeld bis zu 10.000 €
- Ein angemessenes Auto
- Altersvorsorge wie die Riester-Rente
- Angemessener Hausrat und ein selbstgenutztes Haus oder eine Wohnung

Welche weiteren finanziellen Mittel können gegengerechnet werden?

- Bruttoeinkommen der Kinder über 100.000 €
- andere staatliche Unterstützungsleistungen
- Blindenhilfe
- der Pflegebedürftige befindet sich in einer stationären Einrichtung
- Pflegebedürftige organisieren ihre Pflege selbst
- Pflegebedürftige erhalten andere Pflegeleistungen wie Verhinderungspflege
- regelmäßiges Einkommen des Ehepartners

Leistungen der Hilfe zur Pflege bei Pflegebedürftigen mit Pflegegrad

Das Sozialamt gewährt Pflegeleistungen für Personen, die keinen Anspruch auf Leistungen der Pflegeversicherung haben, in vergleichbarem Umfang. Auch Menschen mit einem Pflegegrad, deren Einkommen die zusätzlichen Pflegekosten nicht deckt, können finanzielle Unterstützung vom Sozialamt erhalten.

- **Häusliche Pflege:** Unterstützung durch Angehörige oder ambulante Pflegedienste in Form von Pflegesachleistungen sowie Pflegehilfsmittel und Hilfen für pflegerische Maßnahmen

- **Teilstationäre- und Kurzzeitpflege:** stationäre Tages- oder Nachtpflege sowie vollstationäre Pflege in Pflegeheimen.

- **Wohnraumanpassungen:** Zuschüsse für Umbauten, z. B. Einbau eines Treppenlifts oder Badezimmerumbauten.

- **Entlastungsleistungen:** Unterstützung für pflegende Angehörige, um diese zu entlasten.

- **Weitere Hilfen:** Unterstützung für Pflegehilfsmittel wie Rollatoren oder digitale Pflegeanwendungen.

Antrag für die „Hilfe zur Pflege"

Der Antrag auf „Hilfe zur Pflege" wird beim zuständigen Sozialamt gestellt. Dabei sind verschiedene Unterlagen erforderlich, wie:

- Personalausweis oder Reisepass

- Einkommensnachweise (Rente, Gehalt etc.)

- Nachweise über Vermögen (z. B. Sparbücher)

- Kontoauszüge der letzten 3 Monate

- evtl. Pflegegrad-Bescheid

- Belege über pflegebedingte Kosten (z. B. Rechnungen von Pflegediensten oder Pflegeheimen)

- Mietvertrag

- Belege von monatlichen Fixkosten

- ggf. Vorsorgevollmacht oder Betreuungsvollmacht
- Einkommensnachweis der Ehepartners

Rechte und Widerspruch

Falls der Antrag abgelehnt oder nur teilweise bewilligt wird, haben Betroffene die Möglichkeit, Widerspruch einzulegen. Ein Widerspruch kann mit Unterstützung eines Anwalts oder einer Beratungsstelle erfolgen.

Beginn der Zahlung

Die Sozialhilfe zahlt die „Hilfe zur Pflege" in der Regel ab dem Zeitpunkt der Antragstellung und nicht rückwirkend. Daher ist es ratsam, den Antrag frühzeitig zu stellen. Nach einem positiven Bescheid muss ein Leistungsantrag gestellt werden. Wenn dieser genehmigt ist, kann man die Leistung in Anspruch nehmen.

Hier zwei Beispiele:

Ein Pflegebedürftiger hat einen Pflegegrad und bezieht Rente, aber die Einnahmen reichen nicht, die Pflege zu zahlen, dann wird die Hilfe zur Pflege beim Landkreis beantragt und bezahlt.

Ein Pflegebedürftiger hat keinen Pflegegrad und keine weiteren Einkünfte wie Rente, dann bezieht er Leistungen vom Sozialamt.

Zusammengefasst

Die „Hilfe zur Pflege" ist eine wertvolle Unterstützung für Pflegebedürftige, wenn ihr eigenes Einkommen oder die Pflegeversicherung nicht ausreicht. Sie bietet flexible Hilfeformen, sei es für die häusliche Pflege, stationäre Pflege oder die Entlastung pflegender Angehöriger, und entlastet Betroffene finanziell bei den oft hohen Pflegekosten. Ein frühzeitiger Antrag und vollständige Unterlagen sind dabei entscheidend, um diese Unterstützung zu erhalten.

Diabetes mellitus Typ 1 bei Kindern

Auch Kinder können von schwerwiegenden Erkrankungen betroffen sein, die eine besondere medizinische Versorgung und tägliche Anpassungen im Leben erfordern. Diese Diagnosen stellen nicht nur die betroffenen Kinder, sondern auch ihre Familien vor große Herausforderungen. Am Beispiel von Diabetes mellitus Typ 1 zeigen wir auf, welche speziellen Bedürfnisse Kinder dadurch haben und welche Unterstützungsmöglichkeiten es gibt.

Diabetes mellitus kann rechtlich als Behinderung anerkannt werden, wobei nicht die Krankheit selbst, sondern der damit verbundene Therapieaufwand und das Risiko von Unterzuckerungen ausschlaggebend sind. Als chronische Erkrankung ermöglicht Diabetes gemäß § 2 des Sozialgesetzbuches IX die Feststellung eines Grades der Behinderung (GdB).

Wie wird der Grad der Behinderung (GdB) bei Diabetes festgelegt?

- **GdB 0:** Für Menschen mit Diabetes, die keine riskanten Unterzuckerungen haben und in ihrem Alltag kaum beeinträchtigt sind.
- **GdB 20:** Für Menschen, deren Therapie Unterzuckerungen verursachen kann und die in ihrer Lebensführung eingeschränkt sind.

Diabetes bei Kindern: Unterstützung im Alltag und in der Schule

Kinder mit Typ-1-Diabetes können ein weitgehend normales Leben führen und an allen Aktivitäten teilnehmen, einschließlich Sport. Allerdings ist es wichtig, dass Lehrkräfte und pädagogisches Personal über die Krankheit informiert sind, um bei Unterzuckerungen richtig zu reagieren.

Unterstützung für Kinder mit Typ-1-Diabetes: Herausforderungen und Realität

Die Diagnose Typ-1-Diabetes bedeutet einen tiefgreifenden Einschnitt in das Leben des betroffenen Kindes und seiner Familie. Die Integration der

Erkrankung in den Alltag stellt Eltern vor organisatorische und bürokratische Herausforderungen.

Ablauf der Versorgung

Nach der Diagnose erhalten Familien in der Regel von der Klinik eine Empfehlung für einen Pflegedienst. In einem Erstgespräch wird der benötigte Betreuungsumfang in Kita oder Schule festgelegt. Mit einer ärztlichen Verordnung für eine Kita- oder Schulbegleitung und einem Attest / Gutachten mit dem Hinweis der dringenden Notwendigkeit einer Begleitperson sollte das Kind schnell versorgt werden. Doch die Realität sieht oft anders aus:

- **Genehmigungsdauer:** Die Krankenkassen benötigen 6–8 Wochen, um eine Kostenübernahme zu bewilligen. Es gibt keine einheitlichen gesetzlichen Regelungen oder Antragsformulare, und die Entscheidungen der Krankenkassen variieren stark.

- **Kurzfristige Bewilligungen:** Häufig wird die Betreuung nur monatlich genehmigt, was für Pflegedienste schwierig ist, da sie geschultes Personal durchgehend beschäftigen bzw. einstellen müssen.

Verordnungen und Betreuungsbedarf

- **Häusliche Krankenpflege (HKP):** Diese Verordnung sieht bis zu dreimal täglich eine Blutzuckermessung vor, was bei Kindern mit erhöhtem Risiko für Entgleisungen oft nicht ausreicht.

- **Außerklinische Intensivpflege (AKI):** Diese Verordnung wird bei Kindern unter 12 Jahren mit einer Insulinpumpentherapie häufig genutzt, da diese eine umfassendere Betreuung über fünf Tage pro Woche gewährleistet. Kinder, die mit einem Pen eingestellt sind, sind in der Regel erst nach Abschluss der 4. Klasse in der Lage, selbstständig im Alltag mit ihrer Erkrankung mit Hilfe einer Diabetes-Schulung zurechtzukommen. Bis dahin benötigen sie eine Schul- oder Kitabegleitung, da sie die Auswirkungen einer Hypoglykämie oder Hyperglykämie noch nicht einschätzen können und daher nicht in der Lage sind, unvorhergesehene lebensbedrohliche Situationen eigenständig zu bewältigen. (§ 37c SGB V) . Zur Begutachtung wird der MD hinzugezogen.

Herausforderungen in der Organisation

- **Ausfall von Fachpersonal:** Begleitpersonen können durch Krankheit oder Urlaub ausfallen, was die Versorgung zusätzlich erschwert.

- **Spezialisiertes Personal:** Nur geschultes Fachpersonal darf beispielsweise die Insulinpumpe und den Katheter wechseln.

- **Zusätzliche Anträge:** Für Klassenfahrten oder Wandertage müssen Eltern oft gesondert Anträge stellen.

Unterstützung durch Eltern und rechtliche Schritte

Manchmal sind Eltern gezwungen, selbst einzuspringen, obwohl ihnen dafür keine zusätzlichen Krankheitstage zustehen. Häufig muss ein Anwalt mit Spezialisierung auf Sozial- und Gesundheitsrecht hinzugezogen werden, um eine optimale Betreuung sicherzustellen, die den medizinischen Anforderungen entspricht.

Tipps für Eltern:

- Besprechen Sie die Diabetes-Erkrankung offen mit Lehrkräften und Erziehern.

- Sorgen Sie sich um eine Notfallplanung (z. B. Traubenzucker, Telefonnummern).

- Erlauben Sie dem Kind, jederzeit zu essen oder den Blutzucker zu messen, auch im Unterricht.

- Eine Schulung für Erzieher und Lehrkräfte durch das Diabetes-Team kann sehr hilfreich sein.

- Die Erziehungs- und Lehrkräfte sind aus der Haftung ausgeschlossen, sie helfen auf freiwilliger Basis. Bei schriftlicher Vereinbarung für die

Übernahme medizinischer Maßnahmen greift die gesetzliche Unfallversicherung. Dies gilt nicht bei einer Notfallsituation.

Der Alltag in Schule und Kindergarten

Mit einer guten Zusammenarbeit zwischen Eltern, Erziehern und Lehrkräften ist ein normaler Kita- und Schulalltag für Kinder mit Diabetes möglich. Ein ambulanter Pflegedienst kann bei Bedarf bei der Blutzuckermessung und beim Insulinspritzen helfen. Für Kinder, die mehr Unterstützung benötigen, kann eine Schul- oder Kindergartenbegleitung beantragt werden.

Besondere Anforderungen beim Sport

Kinder mit Diabetes können und sollen am Sportunterricht teilnehmen. Lehrkräfte müssen jedoch auf mögliche Unterzuckerungen achten. Vor sportlichen Aktivitäten sollten Kinder eventuell zusätzliche Kohlenhydrate zu sich nehmen. Für den Notfall ist es ratsam, Traubenzucker bereitzuhalten.

Wichtig zu beachten: Bei Blutzuckerwerten über 250 mg/dl ist Sport zunächst zu vermeiden. Ein Ketontest sollte durchgeführt werden, bevor das Kind weiter Sport treibt.

Ausflüge und Klassenfahrten

Vor Ausflügen sollten Eltern mit der betreuenden Lehrkraft sprechen. Für Kinder mit Typ-1-Diabetes sind geregelte Mahlzeiten und das Einhalten der Insulininjektionen besonders wichtig. Bei langen Aktivitäten wie Wanderungen sind Pausen für Zwischenmahlzeiten nötig. In manchen Fällen kann ein Elternteil als Begleitung sinnvoll sein.

Nachteilsausgleich in Prüfungen

Für Klassenarbeiten und Prüfungen kann ein Nachteilsausgleich gewährt werden, wenn die Erkrankung eine relevante Beeinträchtigung darstellt wie ein zeitaufwendiges Blutzuckermessen und Insulinspritzen während der Prüfung. Dies basiert auf der UN-Behindertenrechtskonvention und Inhalte im Sozialgesetzbuch.

Voraussetzungen:

- Ärztlich attestierte Erkrankung
- Nachhaltige Beeinträchtigung in Schule und Studium

Unterstützung für Eltern, Kinder und pädagogische Fachkräfte

Schulungen und Materialien wie das "Fit für die Schule"-Programm oder "Diabetes in der Schule" helfen Kindern und Eltern, Diabetes zu managen. Für pädagogische Fachkräfte gibt es Schulungen durch Diabetes-Spezialisten und Selbsthilfegruppen, die den Umgang mit diabetischen Kindern sicherer machen. Diese werden in Kinder Fachkliniken angeboten.

Kinder mit Diabetes können Unterstützung durch einen ambulanten Pflegedienst oder eine Kindergarten-/Schulbegleitung erhalten, die bei Behandlungsmaßnahmen hilft. Der Pflegedienst wird über die Krankenversicherung beantragt, die Schulbegleitung über das Sozialamt. Alternativ kann ein soziales Budget für die Organisation privater Hilfen beantragt werden. Schulungen, z. B. durch Diabetes-Teams, bereiten Kinder auf den Umgang mit ihrer Erkrankung im Alltag vor.

Kinder mit Diabetes haben Anspruch auf eine Begleitperson für Klassenfahrten, wenn notwendig. Das kostenlose E-Learning-Modul „Fit in Gesundheitsfragen" informiert über Typ-1-Diabetes und stärkt Empathie und Rücksichtnahme im Klassenverband. Das Schulungsprogramm DELFIN, ein strukturiertes Elternprogramm, das den Aufbau einer vertrauensvollen Eltern-Kind-Beziehung fördert, hilft Familien beim Diabetes-Management. Einen Leitfaden "Diabetes mit Sport begegnen" für Kinder mit Typ-1-Diabetes hat die Internationale Diabetes Föderation in Zusammenarbeit mit Sportvereinen entwickelt. Programme wie myschoolcare bieten strukturierte Hilfen für Familien und Schulen.

Ein gut informierter und vorbereiteter Schulalltag ermöglicht Kindern mit Diabetes eine möglichst normale Teilnahme am Leben, sodass sie sich in der Schule und Freizeit wohl und sicher fühlen können.

Im Internet finden Sie rechtlichen Beistand, um die Hilfen für Kinder mit Typ 1 Diabetes durchzusetzen. Die entsprechenden Anwaltskanzleien finden Sie: Rechtsanwalt, Schwerpunkt, Diabetes bei Kindern.

Fallbeispiel: Ein Kind mit Diabetes – ein Morgen voller Sorgen

Ein dreijähriges Kind mit Diabetes Typ 1 wurde wie jeden Morgen zur Kita gebracht. Die Pflegefachkraft, eine ausgebildete Krankenschwester, übernahm das Kind bei der Übergabe. Schon auf den ersten Blick bemerkte sie, dass es der Kleinen nicht gut ging. Die Eltern gaben die Information – dass die Insulinpumpe gewechselt worden sei. Was genau geschehen war, blieb unklar. Die Blutzuckerwerte des Kindes schwanken stark. Nach der ersten Messung entschied die Fachkraft, dem Kind Glukose zuzuführen. Doch trotz weiterer Messungen und aller Bemühungen stabilisierten sich die Werte nicht. Der Sensor lieferte keine brauchbaren Daten. Die Pflegekraft handelte entschlossen: Sie kontaktierte die Eltern telefonisch, um mehr herauszufinden. Dabei stellte sich heraus, dass das System der Pumpe nicht komplett gewechselt wurde. Dies führte dazu, dass zu viel Insulin abgegeben wurde – eine gefährliche Situation für das kleine Kind. Umgehend wurde der Notarzt alarmiert. Er behandelte das Kind, und die Werte normalisierten sich langsam. Doch die Pflegefachkraft blieb in Sorge. Der Vorfall hat gezeigt, wie wichtig eine klare Kommunikation zwischen Eltern und Fachkräften ist. Wäre die Situation nicht rechtzeitig erkannt worden, hätte dies schwerwiegende Konsequenzen haben können.

Fazit

Die Versorgung von Kindern mit Typ-1-Diabetes ist oft mit hohen organisatorischen und bürokratischen Hürden verbunden. Eine bessere gesetzliche

Regelung und einheitliche Prozesse könnten die Situation für betroffene Familien erheblich erleichtern.

Krankenfahrten - Kostenregelung

Krankenfahrten sind ein wichtiger Bestandteil der Gesundheitsversorgung, insbesondere für Menschen mit eingeschränkter Mobilität oder chronischen Erkrankungen. Seit 2019 gibt es vereinfachte Regelungen für bestimmte Personengruppen, die eine Krankenfahrt ohne vorherige Genehmigung der Krankenkasse ermöglichen. Dieser Artikel gibt einen Überblick über die Voraussetzungen, Abläufe und Kostenregelungen von Krankenfahrten, erläutert die Unterschiede zwischen Krankenfahrt und Krankentransport und informiert über die Zuzahlungspflichten sowie spezielle Regelungen für gesetzlich und privat Versicherte.

Seit 2019 ist für bestimmte Personengruppen keine vorherige Genehmigung durch die Krankenkasse für Krankenfahrten erforderlich. Dies gilt für:

- Pflegebedürftige mit Pflegegrad 3 und dauerhaft eingeschränkter Mobilität
- Pflegebedürftige mit Pflegegrad 4 oder 5
- Versicherte mit einem Schwerbehindertenausweis und den Merkzeichen „aG" (außergewöhnliche Gehbehinderung), „Bl" (blind) oder „H" (hilflos)

Voraussetzungen und Ablauf

Ist eine dieser Bedingungen erfüllt, können Krankenfahrten ohne vorherige Genehmigung der Krankenkasse durchgeführt werden, allerdings immer mit einer ärztlichen Verordnung. Diese wird vom Arzt ausgestellt und gemeinsam mit der Quittung der Fahrt bei der Krankenkasse eingereicht, um die Kosten erstattet zu bekommen. Zu beachten ist, dass diese Regelung eine Leistung nach SGB V darstellt, die über die Krankenkasse abgerechnet wird, nicht über die Pflegekasse.

Krankenfahrten dürfen nur bei medizinischer Notwendigkeit durchgeführt werden, wie z. B. für Behandlungen oder Therapien. Nicht medizinisch notwendige Fahrten, etwa zur Abholung von Rezepten oder Befunden, sind keine Leistung der Krankenkasse.

Ausnahmefälle und Regelungen

Patienten, die sich in Dauerbehandlungen wie Chemotherapie, Strahlentherapie oder Dialyse befinden, haben unabhängig von der Genehmigungspflicht Anspruch auf Erstattung der Fahrtkosten. Diese Kostenübernahme erfolgt ebenfalls durch die Krankenkasse.

Verordnungen und Transportmittel

Für die Kostenübernahme ist eine Verordnung erforderlich, die der Arzt ausstellt, wenn die Fahrt im Zusammenhang mit einer medizinischen Leistung nach SGB V steht. Dabei gibt es unterschiedliche Transportmöglichkeiten:

1. **Taxi oder Mietwagen**: Der Fahrer begleitet den Patienten von der Haustür bis zur Zieladresse und unterstützt bei der Bewältigung von Gehstrecken.

2. **Krankentransport**: Wenn während der Fahrt medizinisch-fachliche Betreuung notwendig ist, wird ein qualifizierter Krankentransport eingesetzt.

Ein Krankentransport ist genehmigungspflichtig und wird nur bei medizinischer Notwendigkeit genehmigt, z. B. bei eingeschränkter Mobilität oder hohem Behandlungsbedarf.

Kostenregelung

Die gesetzliche Krankenkasse übernimmt die Fahrtkosten bei nachgewiesener medizinischer Notwendigkeit unter folgenden Voraussetzungen:

- Schwerbehindertenausweis mit Merkzeichen „aG", „Bl" oder „H"
- Pflegegrad 4 oder 5
- Pflegegrad 3 mit dauerhaft eingeschränkter Mobilität

Patienten müssen dabei eine Zuzahlung leisten: 10 % der Fahrtkosten, mindestens 5 € und maximal 10 € pro Fahrt. Diese Zuzahlung gilt unabhängig von der Art des Fahrzeugs.

Privatversicherte Patienten müssen die Fahrtkosten zunächst selbst zahlen und können diese anschließend je nach Tarif von ihrer Krankenversicherung erstatten lassen.

Genehmigungsfreie und genehmigungspflichtige Fahrten

Genehmigungsfrei sind Fahrten bei:

- Schwerbehinderten mit den Merkzeichen „aG", „Bl" oder „H"
- Pflegebedürftigen mit Pflegegrad 4 oder 5
- Pflegegrad 3 mit dauerhafter Mobilitätseinschränkung

Genehmigungspflicht besteht weiterhin bei Krankentransporten und Fahrten, die nicht den oben genannten Kriterien entsprechen, sowie bei ambulanten Behandlungen, bei denen keine zwingende medizinische Notwendigkeit vorliegt.

Die detaillierten Regelungen, Voraussetzungen und Ausnahmen sind in der Krankentransport-Richtlinie des Gemeinsamen Bundesausschusses (www.g-ba.de) festgelegt.

Entlassmanagement kurz gefasst

Das Entlassmanagement im Krankenhaus sorgt für einen nahtlosen Übergang von der stationären Behandlung in die Anschlussversorgung, um Versorgungslücken und Koordinationsprobleme zu vermeiden.

Der Übergang von der stationären Krankenhausversorgung in eine weiterführende Behandlung ist eine kritische Phase. Krankenhäuser sind laut § 39 Abs. 1a SGB V verpflichtet, Versorgungslücken durch ein effektives Entlassmanagement zu vermeiden. Mit dem GKV-VSG 2015 (Das Gesetz zur Stärkung der Versorgung in der gesetzlichen Krankenversicherung - Versorgungsstärkungsgesetz) wurde dieses reformiert, um Nachbehandlungen und Verordnungen für bis zu sieben Tage zu ermöglichen. Seit dem Rahmenvertrag vom 1. Juli 2023 müssen Krankenhäuser frühzeitig den individuellen Versorgungsbedarf ermitteln, einen Entlassplan erstellen und bei komplexen Fällen spezifische Maßnahmen ergreifen. Die Zusammenarbeit mit Krankenkassen und Leistungserbringern wie Ärzten, Pflegediensten oder Reha-Einrichtungen ist dabei zentral. Die Organisation der Anschlussversorgung erfolgt vor der Entlassung, unter Beachtung von Datenschutz- und Patientenrechten. Weitere Informationen stellen Krankenhäuser auf ihren Internetseiten bereit.

Fallbeispiel: Entlassmanagement – Eine Herausforderung für den Pflegedienst

Es war ein typischer Freitag Nachmittag, als der Pflegedienst einen Anruf vom Krankenhaus erhielt. Eine Patientin sollte entlassen werden, und man benötigte kurzfristig Unterstützung. Die Frau war frisch auf Insulin eingestellt, doch Blutzuckermessgeräte hatte sie keine – das Krankenhaus hatte keine Möglichkeit, diese mitzugeben. Die Medikamente reichten gerade einmal bis Sonntag, und eine Schulung zum Umgang mit Insulin war nicht erfolgt. Die Patientin war zudem fast blind. Die Touren des Pflegedienstes für das Wochenende waren bereits geplant. Akutfälle noch kurzfristig einzuarbeiten, war nahezu unmöglich, denn das Entlassmanagement war nicht mit den Abläufen des ambulanten Dienstes abgestimmt. Dennoch übernimmt der Pflegedienst die Verantwortung. Die erste Hürde: Die Patientin war verunsichert, wusste nicht, wie sie sich selbst spritzen sollte, und hatte Angst, etwas falsch zu machen und trank nur Wasser. Eine Mitarbeiterin verbrachte mehrere Stunden damit, ihr die Grundlagen zu erklären. Das Wochenende war geprägt von einer engen Betreuung. Der Blutzucker wurde regelmäßig kontrolliert, das Insulin verabreicht, und die Patientin wurde begleitet, um ihr Sicherheit zu geben. Dennoch war die Situation alles andere als ideal. Eine Abstimmung zwischen Krankenhaus und Sozialdienst hätte viele Probleme vermeiden können. Der Pflegedienst hatte seine Arbeit getan, aber die Belastung durch mangelnde Planung und fehlende Abstimmung zeigte einmal mehr, wie viel unentgeltliche Arbeit oft geleistet werden muss, um die Lücken im System zu schließen.

Auskunftsanspruch nach § 108 SGB XI

Die Pflegekassen informieren Versicherte auf Anfrage über die in den letzten 18 Monaten in Anspruch genommenen Leistungen und deren Kosten. Auf Wunsch können sie diese Informationen regelmäßig halbjährlich erhalten. Zudem erhalten Versicherte Einsicht in die abgerechneten Leistungsdetails, die verständlich aufbereitet werden, sowie eine Kopie der eingereichten Abrechnungsunterlagen oder eine entsprechende Aufbereitung. Die Übermittlung erfolgt datenschutzkonform und ohne Benachrichtigung der Leistungserbringer. Details zum Verfahren können von den Pflegekassen geregelt werden. Versicherte haben zudem Zugriff auf Angaben zur pflegerischen Versorgung in ihrer elektronischen Patientenakte gemäß § 336 SGB V.

Hospiz- und Palliativversorgung

Die Hospiz- und Palliativversorgung hat das Ziel, Menschen in ihrer letzten Lebensphase ein würdevolles und selbstbestimmtes Leben zu ermöglichen. Neben der medizinischen Betreuung stehen psychosoziale und spirituelle Begleitung sowie die Unterstützung von Angehörigen im Fokus. Dieser Ratgeber gibt Ihnen einen Überblick über die verschiedenen Hospizformen, deren Aufgaben, die rechtlichen Grundlagen, die Kostenübernahme und die Rolle des Ehrenamts.

Die Hospizidee

Die Hospizbewegung geht davon aus, dass Menschen in ihrer letzten Lebensphase besondere Zuwendung und Unterstützung benötigen. Unabhängig von Alter oder Herkunft zielt die Versorgung darauf ab, ein Sterben in Würde zu ermöglichen. Dabei werden auch die Bedürfnisse der Angehörigen berücksichtigt. Ein interdisziplinäres Team aus Fachkräften und Ehrenamtlichen sorgt für eine umfassende Betreuung.

Arten der Hospizversorgung

1. Ambulante Hospizdienste

- Unterstützen Betroffene und ihre Familien in der gewohnten Umgebung.

- Ehrenamtliche Hospizbegleiter werden speziell geschult, um schwerkranke Menschen und Angehörige einfühlsam zu begleiten.

- Die Spezialisierte Ambulante Palliativversorgung (SAPV) richtet sich an Menschen mit komplexem Betreuungsbedarf. Die Kosten übernehmen die Krankenkassen.

2. Stationäre Hospize

- Kleine, wohnliche Einrichtungen mit bis zu 16 Plätzen.

- Aufnahme erfolgt bei fortgeschrittenen, unheilbaren Erkrankungen, wenn eine Betreuung zu Hause nicht möglich ist.

- Kosten: 95 % übernehmen die Kranken- und Pflegekassen, der Rest wird durch Spenden finanziert. Für Betroffene entstehen keine Eigenkosten.

3. Tageshospize

- Tagesbetreuung für schwerkranke Menschen, die abends nach Hause zurückkehren.

- Entlastung von Angehörigen und Verbesserung der Lebensqualität der Betroffenen.

4. Palliativstationen im Krankenhaus

- Stationen zur Behandlung von Symptomen wie Schmerzen oder Atemnot.

- Ziel: Stabilisierung der Gesundheitssituation und Entlassung nach Hause, in eine Pflegeeinrichtung oder ein Hospiz.

5. Kinderhospize

- Sind speziell für die Bedürfnisse schwerkranker Kinder und ihrer Familien angepasst.
- Die Betreuungsdauer ist oft länger als bei Erwachsenen.

Aufgaben der Hospizarbeit

Die Hauptaufgabe der Hospizarbeit ist die Verbesserung der Lebensqualität schwerkranker Menschen. Dazu gehören:

- Medizinisch-pflegerische Versorgung und Symptomkontrolle
- Psychosoziale und spirituelle Begleitung
- Unterstützung von Angehörigen
- Erfüllung letzter Wünsche und praktische Hilfen im Alltag

Förderung der ambulanten Hospizarbeit

Die ambulante Hospizarbeit konzentriert sich auf die psychosoziale Begleitung der Sterbenden und ihrer Angehörigen durch ehrenamtliche Helfer, bietet jedoch keine palliativpflegerischen Leistungen. Die Krankenkassen fördern die Infrastruktur der ambulanten Hospizdienste durch Bezuschussung von Personal- und Sachkosten.

Die Höhe der Zuschüsse richtet sich nach der Anzahl der begleiteten Patienten und der ehrenamtlich Tätigen.

Wie bekomme ich einen Hospizplatz?

Ein Hospizplatz wird in der Regel ärztlich verordnet, wenn eine unheilbare, fortgeschrittene Erkrankung vorliegt und die Betreuung zu Hause nicht ausreicht. Der ambulante Hospizdienst vor Ort hilft bei der Organisation und Suche nach einem geeigneten Platz. Einen Überblick über Angebote bietet der "Wegweiser Hospiz- und Palliativmedizin" der Deutschen Gesellschaft für Palliativmedizin.

Wer wird betreut?

Hospize nehmen Menschen mit unheilbaren, fortgeschrittenen Erkrankungen wie Krebs, neurologischen oder Stoffwechselerkrankungen auf. Voraussetzung ist, dass die Pflege zu Hause nicht ausreicht. Auch Kinderhospize bieten spezialisierte Unterstützung für Familien mit schwerkranken Kindern.

Wer zahlt was?

- **Ambulante Hospizdienste** sind für Betroffene kostenlos. Die Finanzierung erfolgt durch Zuschüsse und Spenden.

- **Stationäre Hospize**: Krankenkassen übernehmen 95 % der Kosten, der Rest wird durch Spenden gedeckt.

- **Palliativversorgung**: Die Kosten für stationäre und ambulante Palliativversorgung übernimmt die gesetzliche Krankenversicherung. Privatversicherte sollten die Kostenübernahme individuell klären. In der Regel übernimmt die private Krankenversicherung die Kosten sämtlicher Formen der Palliativversorgung und der Hospizleistungen für alle Privatpatienten.

Unterschied zwischen Hospiz- und Palliativversorgung

- **Hospizversorgung**: Fokus auf psychosoziale und spirituelle Begleitung bis zum Lebensende. Meist stationär oder durch ambulante Hospizdienste.

- **Palliativversorgung**: Schwerpunkt auf medizinisch-pflegerischer Behandlung und Symptomkontrolle. Kann ambulant, stationär oder auf Palliativstationen erfolgen.

- **Gesetzliche Grundlagen**

- Die Hospiz- und Palliativversorgung ist rechtlich geregelt:

- **§ 39a SGB V**: Stationäre und ambulante Hospizleistungen.

- **§ 39b SGB V**: Anspruch auf individuelle Beratung und Unterstützung durch Krankenkassen.

- **Hospiz- und Palliativgesetz (HPG)**: Verbesserung der Versorgung, insbesondere im ländlichen Raum, und Stärkung der ambulanten Dienste.

Ehrenamtliches Engagement

Ehrenamtliche sind das Rückgrat der Hospizarbeit. Sie begleiten Betroffene und ihre Familien, spenden Trost, unterstützen im Alltag und tragen zu einer würdevollen letzten Lebensphase bei. Vor ihrem Einsatz erhalten sie eine umfassende Schulung und werden von Fachkräften unterstützt. Auch in der Organisation und Öffentlichkeitsarbeit leisten Ehrenamtliche wichtige Beiträge.

Die Hospizarbeit ist ein gemeinschaftlicher Einsatz für mehr Würde und Lebensqualität am Lebensende. Durch die enge Zusammenarbeit von Fachkräften, Ehrenamtlichen und Spendern wird dieses Ziel möglich gemacht.

Was ist Palliativ-Care?

Palliativversorgung, auch als Palliative-Care bekannt, ist ein umfassendes Konzept, das schwerkranke Menschen mit einer nicht heilbaren und lebensbedrohlichen Erkrankung unterstützt. Ziel ist es, ihre Lebensqualität zu verbessern – unabhängig vom Alter und unabhängig davon, wie weit die Krankheit fortgeschritten ist.

Grundprinzipien der Palliativversorgung

Die Palliativversorgung basiert auf einer fürsorglichen und ganzheitlichen Haltung. Sie konzentriert sich nicht auf Heilung, sondern auf die Linderung von Beschwerden sowie die Unterstützung der Patienten und ihrer Angehörigen in körperlicher, emotionaler, sozialer und spiritueller Hinsicht.

Leistungen der Palliativversorgung

1. Symptomkontrolle: Linderung von Schmerzen und anderen belastenden Beschwerden.

2. Psychosoziale Begleitung: Unterstützung bei psychischen und sozialen Herausforderungen.

3. Spirituelle Unterstützung: Hilfe bei der Bewältigung von Fragen nach Sinn und Lebensinhalt.

4. Angehörigenbetreuung: Unterstützung der Familie während der Krankheit und in der Trauerphase.

Zusammenarbeit und Einsatzbereiche

Palliativversorgung wird von einem interdisziplinären Team aus Ärzten, Pflegekräften, Sozialarbeitern, Seelsorgern und ehrenamtlichen Helfern erbracht. Die Betreuung findet in verschiedenen Einrichtungen statt, z. B. in Hospizen, Krankenhäusern oder zu Hause.

Vorteile der frühzeitigen Palliativversorgung

Wenn Palliativ-Teams frühzeitig einbezogen werden, können Notfälle und Krisen besser bewältigt werden. Außerdem kann sich die Lebensqualität verbessern, und Studien zeigen, dass die Lebenszeit durch diese Begleitung häufig verlängert wird.

Ziel der Palliativversorgung

Das Hauptziel ist es, die bestmögliche Lebensqualität für den Patienten und seine Angehörigen zu erreichen. Dabei werden individuelle Bedürfnisse und Wünsche berücksichtigt, um eine würdevolle und erfüllte letzte Lebensphase zu ermöglichen.

Palliativversorgung ist mehr als medizinische Betreuung – sie bedeutet ganzheitliche Fürsorge für Körper, Geist und Seele.

Nach dem Verlust eines Angehörigen: wichtige Schritte im Todesfall und Bankangelegenheiten

Der Verlust eines geliebten Menschen bringt eine tiefe emotionale Belastung mit sich, doch oft bleibt kaum Zeit zur Trauer. Zahlreiche organisatorische und bürokratische Aufgaben müssen in kurzer Zeit bewältigt werden. Ein wichtiger Bereich betrifft die Bankangelegenheiten des Verstorbenen. Ob es um die Verwaltung von Konten oder die Verwaltung laufender Zahlungen geht – viele Schritte sind unvermeidlich und erfordern Ihre Aufmerksamkeit.

Neben der direkten Klärung mit Banken und Sparkassen gilt es, auch andere wichtige Maßnahmen zu ergreifen. Dazu gehören die Sicherung von Unterlagen wie Sterbeurkunden und Testamenten, die rechtzeitige Kündigung von Verträgen, die Meldung an Versicherungen und Behörden sowie die Regelung von Miete, Strom oder digitalen Nachlässen. Diese Schritte sind Teil einer umfassenden To-do-Liste, die Hinterbliebenen Orientierung gibt.

Von der ersten Meldung des Todesfalls über die Organisation der Bestattung bis zur abschließenden Regelung des Nachlasses – dieser Leitfaden begleitet Sie durch alle Phasen. Wir zeigen Ihnen, welche Unterlagen Sie benötigen, wie Sie sich bei Banken legitimieren und welche Rechte und Pflichten Sie als Erbe haben.

Mit einer klaren Struktur und praktischen Tipps möchten wir Ihnen helfen, die vielfältigen Aufgaben in dieser schwierigen Zeit zu bewältigen. So können Sie mit Umsicht handeln, rechtliche und finanzielle Belange ordnungsgemäß klären und sich zugleich auf das Wesentliche konzentrieren: den würdigen Abschied von Ihren Angehörigen.

To-do-Liste im Todesfall

Von der Meldung des Todes bis zur Abwicklung des Nachlasses gibt diese To-do-Liste einen klaren Überblick über alle wichtigen Schritte. Sie hilft Ihnen, systematisch vorzugehen, und sorgt dafür, dass Sie nichts Wesentliches übersehen – von der Sicherung wichtiger Dokumente, bis zur Regelung finanzieller und rechtlicher Angelegenheiten. Ein Großteil der Formalitäten, wie die Beantragung der Sterbeurkunde oder die Überführung des Verstorbenen, wird vom Bestatter übernommen, sodass Sie sich auf die weiteren organisatorischen und persönlichen Belange konzentrieren können.

1. Unmittelbar nach Eintreten des Todes

- **Arzt benachrichtigen**: Der Arzt muss den Tod feststellen und einen Totenschein ausstellen, mit dem dann die Sterbeurkunde beantragt wird. Im Krankenhaus oder Pflegeheim übernimmt das automatisch die Verwaltung.

- **Engste Angehörige und Nachbarn informieren** und erste Schritte besprechen.

- **Wichtige Unterlagen suchen und zum Bestatter mitnehmen**: z. B. Personalausweis (immer erforderlich), Geburtsurkunde (immer erforderlich), Heiratsurkunde (bei verheirateten Partnern), bei Geschiedenen (Scheidungsurteil und Heiratsurkunde) und bei Verwitweten (Heiratsurkunde und Sterbeurkunde des Partners), Gesundheitskarte, Rentenausweis.

- **Verträge und Verfügungen prüfen**: Testament, Vorsorgevertrag, Organspendeausweis oder Willenserklärungen des Verstorbenen durchsehen und entsprechend handeln.

- **Haustiere** versorgen.

- **Lebensversicherung** und **Unfallversicherung** benachrichtigen.

- **Abschied nehmen**: Möglichkeit bedenken, dass der Tote in der eigenen Wohnung bis zu 36 Stunden nach Eintreten des Todes zur Verabschiedung aufgebahrt werden darf, Achtung: Kann je nach Bundesland variieren. Auch im Pflegeheim, beim Bestattungsinstitut oder Friedhof besteht auf Wunsch die Möglichkeit des Abschiednehmens.

2. Innerhalb von 36 Stunden nach dem Todesfall

- **Wohnung und persönliche Angelegenheiten versorgen**: verderbliche Lebensmittel entsorgen, Pflanzen versorgen, ggf. Wasser, Strom, Gas und Kühlschrank abstellen, und den Zählerstand dokumentieren.

- **Bestatter auswählen**: Preisvergleiche durchführen und den Leistungsumfang besprechen.

- **Bestattungsart und -umfang festlegen**: Sarg oder Urne auswählen, Totenbekleidung, Trauerfeier organisieren. Wünsche des Verstorbenen berücksichtigen. Ggf. Bestattungsverfügung mitnehmen.

- **Abholung und Überführung** des Verstorbenen durch den Bestatter in die Leichenhalle, der Bestatter übernimmt auch Behördengänge.

---

3. Bis zur Trauerfeier und Bestattung

- **Sterbefall beim Standesamt innerhalb von 3 Tagen melden** und Sterbeurkunde mit Totenschein beantragen (übernimmt meist der Bestatter gegen Kosten).

- **Beim Nachlassgericht Testament anfordern**

- **Notwendige Benachrichtigungen**:
  - ○ Krankenkasse und Versicherungen informieren.
  - ○ Pfarramt benachrichtigen, falls kirchlicher Beistand gewünscht ist.
  - ○ Arbeitgeber, Freunde und Verwandte informieren.

- **Bestattungsform und -ort bestimmen**: Auswahl von Friedhof und Grab, Grabnutzungsrecht prüfen, ggf. Genehmigung für Feuerbestattung einholen. Liegt eine Bestattungsverfügung des Verstorbenen vor oder ein Bestattungsvorsorgevertrag?

- **Termin für Bestattung** mit Friedhofsträger oder Grabstättenverwaltung festlegen.

- **Trauergespräch** mit Pfarrer oder Trauerredner vereinbaren, evtl. Musik.

- **Todesanzeige und Trauerkarten** vorbereiten und verschicken.

- **Grabschmuck bestellen**: Blumen, Kränze und Trauerschleifen bei der Gärtnerei bestellen.

- Hat der Verstorbene **um Spenden für eine Organisation oder Verein** gebeten

- **Gaststätte reservieren**: Für Leichenschmaus oder Beerdigungskaffee einen geeigneten Ort auswählen.

---

4. Nach der Trauerfeier / Beisetzung

- **Danksagungen verschicken** oder Danksagungsanzeige in der Zeitung aufgeben.

- **Laufende Zahlungen und Verträge kündigen**: Mitgliedschaften, Miete, Strom, Wasser, Gas, Telefon, Mobilfunk, Müllabfuhr, Leasingverträge bearbeiten, soziale Netzwerk Accounts schließen, Medien-Abos, digitalen Nachlass verwalten, Abonnements, Zeitungen, Zeitschriften, Zeitkarten für öffentliche Verkehrsmittel.

- **Versicherungen und Behörden informieren**: z. B. Rentenkasse (Rentenversicherungsnummer), Betriebsrente, Krankenkasse, Arbeitsstelle, Sterbegeldversicherung, Lebensversicherung, Unfallversicherung (falls noch nicht erfolgt), private Pflegeversicherung, Berufsunfähigkeitsversicherung, Hausrat-, Haftpflicht- und Wohngebäudeversicherung informieren.

- **Witwen-, Witwer- oder Waisenrente** beantragen.

- **Kontobewegungen** mit Vollmacht prüfen und Zahlungen, die den Verstorbenen betreffen, begleichen,

- **Dokumenten Ordner anlegen**: Sterbeurkunde, Grabunterlagen, Rechnungen, Kontoauszüge sicher aufbewahren, ev. Nachweis, wohin Originale versendet wurden.

- **KFZ Versicherung** ab- oder ummelden

- **Wohnung räumen, kündigen, Haushaltsauflösung** und ggf. Übergabe regeln.

- **Ein privates Testament** am letzten Wohnort des Verstorbenen beim Nachlassgericht hinterlegen und dort den **Erbschein beantragen**. Bei notariellem Testament ist kein Erbschein nötig. Ist kein Testament vorhanden, gilt in der Regel die gesetzliche Erbfolge. Ein Erbschein ist erforderlich bei Grundbuchumschreibungen.

- **Grundbuchberichtigung** ist bis zu 2 Jahren nach dem Tod des Eigentümers kostenlos

- **Grabpflege organisieren**: Etwa sechs Wochen nach der Beisetzung werden die Grabgestaltung und die Pflege geplant.

- **Steinmetz beauftragen**: Nach etwa sechs Monaten Grabstein und Grabeinfassung in Auftrag geben.

Informationen zu Bestattungskosten

- **Durchschnittskosten einer Beerdigung in Deutschland**: ca. 7.000 €.

- **Preisspanne**: Von ca. 1.300 € für eine einfache anonyme Bestattung bis 35.000 € und mehr (Preisvergleich im Internet einholen).

- **Wichtige Kostenpunkte**:

  o **Bestatterleistungen**: Sarg, Urne, Totenbekleidung, Überführung.

  o **Friedhofsgebühren**: Grabnutzungsrechte (zwischen 20 bis 30 Jahre), Beisetzungsgebühren, Trauerhallen Nutzung.

  o **Steinmetz - Leistungen**: Grabstein, Inschrift, Grabeinfassung.

  o **Floristen - Kosten**: Sargschmuck, Trauerkränze.

  o **Sonstige Kosten**: Urkundengegbühren, Trauerredner, Todesanzeige, Trauerkarten, Musik, Bewirtung nach der Beerdigung, Grabpflege (Dauergrabpflege Vertrag?)

Unterlagen, die auf jeden Fall benötigt werden: Personalausweis od. Reisepass, Totenschein, Geburtsurkunde, Heiratsurkunde u. Familienstammbuch, ggf. Scheidungsurteil, ggf. Sterbeurkunde des Partners,

Gesundheitskarte, Versicherungsscheine, Post- und Bankvollmacht über den Tod hinaus, ggf. Bestattungsvorsorgevertrag od. Bestattungsverfügung, Testament.

Diese To-do-Liste kann als praktische Hilfestellung für Angehörige und Freunde dienen, um in einem Todesfall die notwendigen Schritte geordnet zu erledigen. Wichtig zu wissen: **Wer den Bestatter beauftragt, zahlt auch die Rechnung!**

Was muss ich nach dem Tod eines Angehörigen bei Banken und Sparkassen bedenken?

Der Verlust eines Angehörigen ist eine der schwersten Erfahrungen, die wir machen können. Neben der emotionalen Belastung sehen sich Hinterbliebene jedoch auch mit zahlreichen organisatorischen und bürokratischen Aufgaben konfrontiert. Ein zentraler Aspekt dabei ist die Klärung der Bankangelegenheiten des Verstorbenen.

Ob es um die Sperrung von Konten, die Regelung von Daueraufträgen oder die Einreichung von Erbnachweisen geht – jede dieser Aufgaben erfordert Sorgfalt und Planung. Besonders wichtig ist es, frühzeitig zu wissen, welche Schritte notwendig sind.

1. Wer informiert die Bank über den Todesfall?

Die Angehörigen sind dafür verantwortlich, die Bank oder Sparkasse über den Todesfall zu informieren. Dies sollte innerhalb weniger Wochen nach dem Tod erfolgen. Die Bank benötigt die Sterbeurkunde als offiziellen Nachweis, um den Todesfall zu registrieren und weitere Maßnahmen einzuleiten.

2. Meldung an das Finanzamt

Gemäß § 33 ErbStG ist die Bank verpflichtet, das Finanzamt über die Vermögenswerte des Verstorbenen sowie das Bestehen von Schließfächern zu informieren. Als Erbe erhalten Sie eine Kopie dieser Meldung von der Bank.

3. Wer erhält Auskünfte über Konten und Guthaben?

Auskunft über die Bankverbindungen des Verstorbenen erhalten nur die Erben oder Personen, die vom Verstorbenen bevollmächtigt wurden. Um als Erbe anerkannt zu werden, müssen Sie einen Erbschein, ein Testament mit Eröffnungsprotokoll oder ein europäisches Nachlasszeugnis vorlegen.

4. Kontovollmacht – was passiert nach dem Tod?

Falls eine Kontovollmacht vorhanden ist, die über den Tod hinaus gültig ist, bleibt diese auch nach dem Tod des Kontoinhabers bestehen. Bevollmächtigte können weiterhin auf das Konto zugreifen, bis die Erben die Vollmacht widerrufen.

5. Zugriff auf das Konto des Verstorbenen

Ohne eine gültige Vollmacht dürfen nur die legitimierten Erben auf das Konto zugreifen. Dazu sind folgende Nachweise erforderlich:

- Erbschein
- Testament mit Eröffnungsprotokoll
- Europäisches Nachlasszeugnis

Falls es mehrere Erben gibt, können diese nur gemeinsam über das Konto verfügen.

6. Sperrung und Weiterführung des Kontos

Nach der Meldung des Todes werden der Online-Banking-Zugang sowie alle Bankkarten des Verstorbenen gesperrt. Das Konto wird als Nachlasskonto weitergeführt und erlischt nicht. Es besteht keine Pflicht, das Konto aufzulösen.

7. Daueraufträge und Lastschriften

Daueraufträge und Lastschriften werden weiterhin ausgeführt, solange die Erben diese nicht widerrufen, ändern oder kündigen. Es ist ratsam, laufende Zahlungen zu überprüfen und bei Bedarf zu kündigen, um unnötige Ausgaben zu vermeiden.

8. Kontoauflösung

Es besteht keine gesetzliche Pflicht, ein Konto nach dem Tod des Inhabers aufzulösen. Die Bank kann jedoch in ihren Allgemeinen Geschäftsbedingungen (AGB) zu dem Konto rechtsgültig festlegen, dass ein Konto im Todesfall aufgelöst werden muss. Die Erben sollten die Kontoverträge prüfen und bei Bedarf mit der Bank klären, ob und wann eine Auflösung erforderlich ist.

9. Erforderliche Unterlagen für die Nachlassabwicklung

Zur Nachlassabwicklung müssen Sie in der Regel folgende Unterlagen vorlegen:

- Sterbeurkunde: im Original oder als beglaubigte Abschrift, dafür ist der Totenschein beim Standesamt vorzulegen), Personalausweis, Geburts-, Heirats- oder Scheidungsurkunde des Verstorbenen.
- Erbnachweis: z. B. Erbschein (Antrag beim Nachlassgericht / Amtsgericht), Testament mit Eröffnungsprotokoll oder handgeschriebenes Testament falls vorhanden.
- Personalausweis oder Reisepass der Erben

10. Notwendige Schritte zur Nachlassabwicklung

Die Nachlassabwicklung erfordert die Legitimation der Erben bei den Banken. Dabei müssen die Erben persönlich vor Ort erscheinen und sich ausweisen. Wenn es sich um mehrere Erben handelt, sind in der Regel alle gemeinsam zur Abwicklung berechtigt.

11. Meldung bei Erben im Ausland

Bei Erbfällen mit ausländischen Erben oder wenn Teile des Nachlassvermögens ins Ausland übertragen werden, ist eine Unbedenklichkeitsbescheinigung vom Finanzamt notwendig.

12. Weitere Tipps für die Nachlassabwicklung

- **EC-Karten und Sparbücher**: Geben Sie die Bankkarten des Verstorbenen zurück. Die Bank sperrt alle Kontokarten und den Online-Zugang. Die EC-Karte wird bei einem Vorgang am Bankautomaten automatisch eingezogen. Das Konto wird von der Nachlassabteilung der Bank verwaltet. Lastschriften und Daueraufträge sowie Überweisungen, die von dem verstorbenen Kontoinhaber vor seinem Tod eingerichtet wurden, werden weiter ausgeführt, bis die Erbberechtigten dies ändern. Sparbücher gehören zur Erbmasse und gehen mit dem Tod des Erblassers auf die Erben als dessen Rechtsnachfolger über.

- **Testamente und Erbverträge**: Falls ein Testament vorhanden ist, muss dieses beim Nachlassgericht eingereicht werden. Notarielle Testamente werden dort verwahrt.

To-do-Liste für die Bankangelegenheiten im Todesfall

1. **Todesfall melden**: Informieren Sie die Bank innerhalb weniger Wochen und legen Sie die Sterbeurkunde vor.

2. **Erbnachweis erbringen**: Reichen Sie Erbschein, Testament oder europäisches Nachlasszeugnis ein.

3. **Kontozugriff regeln**: Überprüfen Sie bestehende Vollmachten und ändern Sie diese bei Bedarf.

4. **Nachlasskonto verwalten**: Prüfen Sie laufende Zahlungen wie Daueraufträge und Lastschriften. Rechnungen, die unmittelbar den Verstorbenen betreffen (Arztrechnungen, Klinikrechnungen, Rechnungen des Bestatters und des Friedhofs werden beglichen). Private Auszahlungen sind nicht möglich.

5. **Kontoauflösung klären**: Besprechen Sie mit der Bank, ob eine Auflösung erforderlich ist. Von Seiten der Bank kann kein Druck zur Auflösung gemacht werden – Ausnahme: in den AGB's ist ein Termin verankert.

6. **Finanzamt informieren**: Beachten Sie die Meldepflicht der Bank an das Finanzamt.

7. **Sparbücher und EC-Karten abgeben**: Geben Sie diese bei der Bank ab – Ausnahme, Sie verfügen über eine eigene Karte von dem Konto. Kontoguthaben gehört zur Erbmasse.

8. **Unbedenklichkeitsbescheinigung anfordern (bei ausländischen Erben)**.

Die Regelung der Bankangelegenheiten im Todesfall erfordert Umsicht und sorgfältige Planung. Mit dieser Checkliste und den entsprechenden Informationen sind Sie gut vorbereitet, um die notwendigen Schritte zu unternehmen.

Die Pflegesituation in der Zukunft: Ein Blick auf Herausforderungen und Respekt im Miteinander

Die Pflege ist ein Thema, das uns alle betrifft – sei es direkt oder indirekt. Mit dem demographischen Wandel und einer älter werdenden Gesellschaft stehen wir vor Herausforderungen, die nicht nur Pflegebedürftige und ihre Angehörigen, sondern auch die gesamte Gesellschaft betreffen. Dieser Artikel möchte einen Blick in die Zukunft werfen und gleichzeitig einen respektvollen, verständnisvollen Umgang miteinander fördern.

Steigende Kosten und knappe Ressourcen

Die Pflegekassen sehen sich immer größer werdenden finanziellen Belastungen ausgesetzt. Seit Januar 2025 ist der Beitrag zur Pflegeversicherung erhöht worden. Der Beitragssatz in der Pflegeversicherung stieg um 0,2 Prozentpunkte an. Diese Maßnahme ist eine Reaktion auf steigende Personalkosten und die wachsende Nachfrage nach Pflegeleistungen. Gleichzeitig bedeutet dies auch höhere Eigenanteile für Pflegebedürftige für die pflegerischen Leistungen (teilweise eine Steigerung von 100 % was den Eigenanteil betrifft). Insbesondere für Menschen, die in stationären Pflegeeinrichtungen leben, können die Kosten erheblich steigen, da individuelle Vereinbarungen über die Höhe des Eigenanteils meist jährlich neu verhandelt werden. Die Finanzierung der Pflegeausbildung wird künftig über Ausgleichsfonds geregelt, die in den einzelnen Bundesländern eingerichtet werden müssen. Zu diesen Fonds leisten alle Krankenhäuser sowie sämtliche Pflegeeinrichtungen Beiträge, die umgelegt werden auf Vergütungen und Preise der Pflegedienstleister. Die Personalkosten bei Pflegedienstleistern werden überregional zum 1. Januar 2025 um 10 % erhöht (in Niedersachsen um 8,4 %). Die Erhöhung der Sachleistungsbeträge der Pflegeversicherung um 4,5 % erfolgt zum 01.01.2025.

Der Fachkräftemangel verschärft die Situation zusätzlich: Schon heute ist das Pflegepersonal knapp, und dieser Trend wird sich weiter fortsetzen. Dies kann dazu führen, dass bestimmte pflegerische Maßnahmen – etwa

Verbandswechsel – z. B. am Wochenende nicht mehr routinemäßig durchgeführt werden können.

Wie in mehreren Veröffentlichungen genannt, könnte nach Berechnungen des Statistischen Bundesamtes die Anzahl der pflegebedürftigen Menschen aufgrund der demographischen Entwicklung von derzeit etwa 5 Millionen auf rund 6,8 Millionen im Jahr 2055 ansteigen – das entspricht einem Zuwachs von 37 % im Vergleich zu 2021. Zwar können ambulante Pflegedienste Unterstützung leisten, doch laut dem Bundesverband privater Anbieter sozialer Dienste ist die pflegerische Versorgung in vielen Regionen bereits jetzt nicht mehr flächendeckend gewährleistet.

Scham und Ängste: Die unsichtbaren Hürden

Viele ältere Menschen zögern, einen Antrag auf Pflegeleistungen zu stellen. Schamgefühle, das Empfinden, anderen zur Last zu fallen, oder die Angst, durch eine erneute Begutachtung durch die halb- oder vierteljährlichen Besuche den Pflegegrad zu verlieren, halten sie davon ab, die Unterstützung zu beantragen, die ihnen zusteht. Hinzu kommt die Befürchtung, den bürokratischen Aufwand nicht bewältigen zu können. Diese Ängste sind real und zeigen, wie wichtig ein respektvoller und einfühlsamer Umgang mit pflegebedürftigen Menschen ist.

Vorurteile und Missverständnisse

Auch in der Gesellschaft gibt es häufig wenig Verständnis für die Situation von Pflegebedürftigen. Aussagen wie „Hat doch genug Rente?" oder „Warum bekommt Herr XY Pflegegeld?" zeigen eine fehlende Sensibilität für die komplexen Herausforderungen, mit denen ältere und pflegebedürftige Menschen konfrontiert sind. Solche Vorurteile tragen dazu bei, die Isolation und Unsicherheit der Betroffenen zu verstärken.

Ein Aufruf zu Respekt und gegenseitigem Verständnis

Die Zukunft der Pflege wird uns alle fordern. Umso wichtiger ist es, dass wir gemeinsam an einer Kultur arbeiten, die von Respekt, Empathie und gegenseitigem Verständnis geprägt ist. Pflegebedürftige verdienen es, mit Würde behandelt zu werden – unabhängig davon, ob sie Hilfe zu Hause, in einer Einrichtung oder durch Angehörige erhalten.

Angehörige, die oft einen Großteil der Pflege leisten, brauchen Unterstützung und Anerkennung, um diese anspruchsvolle Aufgabe bewältigen zu können. Gleichzeitig verdienen auch die Pflegekräfte Respekt und faire Arbeitsbedingungen, damit sie ihre wertvolle Arbeit weiterhin leisten können.

Dieser Ratgeber möchte nicht nur informieren, sondern auch dazu beitragen, dass wir alle – Pflegebedürftige, Angehörige und Pflegekräfte – einander auf Augenhöhe begegnen. Nur durch ein solidarisches Miteinander können wir den Herausforderungen der Zukunft gerecht werden und eine würdevolle Pflege sicherstellen.

Wörterbuch

Alltagsbegleiter

Die Bezeichnung "Alltagsbegleiter" ist nicht eindeutig definiert. In der Praxis wird der Begriff oft synonym für Tätigkeiten wie stundenweise Seniorenbetreuung, Besuchs- und Begleitdienste, Betreuungskräfte, Familienhilfen, Seniorenbegleiter, Demenzbegleiter, Pflegeassistenten oder Betreuungsassistenten verwendet.

Altersrente

Altersrente erhält derjenige, der 35 Jahre in die Rentenversicherung eingezahlt hat und mindestens 65 Jahre alt ist. Wenn Sie beispielsweise im Jahr 1956 geboren wurden, können Sie mit 65 Jahren und zehn Monaten in Rente gehen. Seit 2024 wird die Altersgrenze schrittweise angehoben, beginnend bei den Jahrgängen ab 1959, und zwar in jeweils 2-Monats-Schritten. Für Personen, die ab dem Jahrgang 1964 geboren wurden, beträgt die Regelaltersgrenze dann 67 Jahre.

AKI

AKI (Außerklinische Intensivpflege) bezeichnet die intensive Betreuung von schwer kranken oder beatmeten Patienten außerhalb eines Krankenhauses, zum Beispiel zu Hause oder in speziellen Einrichtungen. Sie umfasst die Überwachung von Vitalfunktionen, den Umgang mit medizinischen Geräten und die individuelle Pflege.

Berufsunfähigkeitsrente

Seit dem 1. Januar 2001 wurde die gesetzliche Berufsunfähigkeitsrente durch die Erwerbsminderungsrente ersetzt .

Berufsunfähigkeitsversicherung mit folgender Berufsunfähigkeitsrente

Die Berufsunfähigkeitsversicherung bietet finanziellen Schutz, wenn Sie aufgrund von Krankheit oder Unfall Ihren Beruf längerfristig oder dauerhaft nicht mehr ausüben können. Sie ist eine privat abzuschließende, selbst finanzierende Vorsorgeversicherung.

COMPASS

Compass ist die zentrale, unabhängige Anlaufstelle für die Pflegeberatung von privat Versicherten und deren Angehörigen.

Erwerbsminderungsrente

Die Erwerbsminderungsrente ist eine staatliche Leistung der gesetzlichen Rentenversicherung, die gewährt wird, wenn Sie krankheits- oder behinderungsbedingt auf absehbare Zeit weniger als 3 Stunden pro Tag arbeiten können – unabhängig von der Art der Tätigkeit. Wer mindestens 3, aber weniger als 6 Stunden pro Tag arbeiten kann, bekommt eine Rente wegen teilweiser Erwerbsminderung. Diese Zahlungen werden befristet geleistet, falls eine Besserung aus medizinischer Sicht auszuschließen ist, werden sie unbefristet geleistet. Eine Erwerbsminderungsrente erhalten Versicherte, die eine Wartezeit von fünf Jahren erfüllt haben und in den letzten fünf Jahren vor Eintritt der Erwerbsminderung mindestens 36 Pflichtbeiträge erbracht haben.

Frührente

Renten, die vor Erreichen der regulären Altersgrenze von 65 bzw. 67 Jahren bezogen werden können. Alle Frührenten sind in der Höhe gekürzte Renten.

GdB - Grad der Behinderung: Ein Maß für die Schwere einer Behinderung.

HKP

Häusliche Krankenpflege (HKP) ist eine von den gesetzlichen Krankenkassen in Deutschland finanzierte Leistung, die medizinische Versorgung und Pflege zu Hause umfasst. Sie ist im § 37 SGB V geregelt. Die außerklinische Intensivpflege (AIK) ist eine spezialisierte Form der HKP.

Hyperglykämie

Eine Hyperglykämie ist ein erhöhter Blutzuckerspiegel, der nach dem Essen normal sein kann, aber dauerhaft zu hoch ein Zeichen von Diabetes ist. Werte über 250 mg/dl gelten als "Überzuckerung".

Hypoglykämie

Eine Unterzuckerung (Hypoglykämie) bezeichnet einen abnorm niedrigen Blutzuckerspiegel. Symptome wie Schwitzen, Zittern, Hungergefühl oder Bewusstseinsstörungen können auftreten, wobei keine feste Grenze für das Auftreten der Anzeichen besteht.

KFW

Kreditanstalt für Wiederaufbau ist eine Anstalt des öffentlichen Rechts, die zu 80 % im Besitz des Bundes und zu 20 % im Besitz der Bundesländer ist. Die KfW übt eine staatliche Steuerungsfunktion aus. Sie ist den Aufgaben verpflichtet, die im 1948 erlassenen Gesetz über die Kreditanstalt für Wiederaufbau (KfW-Gesetz) festgeschrieben sind.

MD

Bislang war der Medizinische Dienst der Krankenversicherung (MDK) als Arbeitsgemeinschaften der Krankenkassen organisiert. Seit 2021 werden sie als eigenständige Körperschaften des öffentlichen Rechts einheitlich unter der Bezeichnung „Medizinischer Dienst" (MD) geführt (Bundesministerium für Gesundheit). Der MD berät die Kranken- und Pflegekassen in Grundsatzfragen und führt Einzelbegutachtungen bei den Patienten / Antragstellern durch. Die Aufgaben sind in § 275 SGB V beschrieben. Im Rahmen seines gesetzlichen Auftrags berät und unterstützt er die Kranken- und Pflegekassen in medizinischen sowie pflegerischen Angelegenheiten.

MEDICPROOF, CAREPROOF

Von den privaten Krankenversicherungen beauftragte Gutachter zur Feststellung des Pflegegrads bei privat versicherten Patienten. Sie sind Prüfdienste der privaten Krankenkassen.

Palliativmedizin

Palliativmedizin ist die ganzheitliche Behandlung von Patienten mit fortschreitenden, unheilbaren Erkrankungen und begrenzter Lebenserwartung. Ziel ist die Verbesserung der Lebensqualität durch Schmerz- und Symptomkontrolle sowie die Unterstützung bei psychischen, sozialen und spirituellen Herausforderungen. Im Mittelpunkt stehen das Wohlbefinden, die Wünsche und Ziele des Patienten. Wichtige Aspekte sind Symptomkontrolle, psychosoziale Unterstützung, Teamarbeit und Begleitung von Patienten und Angehörigen. Die umfassende Betreuung kann durch Hospize oder Hospizdienste oder ambulant von Palliativ-Care-Teams erfolgen.

Persönliches Budget

Es ermöglicht Menschen mit Behinderungen selbstbestimmt, Hilfen in Anspruch zu nehmen. Weitere Informationen finden Sie hier:

https://www.sozialgesetzbuch-sgb.de/sgbix/29.html

https://www.deutsche-rentenversicherung.de/DRV/DE/Reha/Warum-Reha/persoenliches_budget.html

Pflegegrad

Die Einteilung in einen Pflegegrad ist wichtig für die Bewilligung von Leistungen aus der Pflegeversicherung. Es gibt fünf Pflegegrade (1-5), die den

Hilfebedarf und die Höhe der Pflegegelder bestimmen. Weitere Informationen finden Sie hier:

https://www.bundesgesundheitsministerium.de/themen/pflege/online-ratgeber-pflege.html

Psychoonkologie

Psychoonkologie, auch psychosoziale Onkologie genannt, ist ein Fachgebiet, das sich mit den seelischen, sozialen und körperlichen Auswirkungen von Krebs auf Betroffene und ihr Umfeld befasst. Sie bietet Unterstützung bei psychosozialen Belastungen und Problemen im Zusammenhang mit der Erkrankung und untersucht die Wechselwirkungen zwischen psychischen, körperlichen und sozialen Faktoren.

PZN

Die Pharmazentralnummer (PZN) ist ein in Deutschland bundeseinheitlicher Identifikationsschlüssel für Arzneimittel, Hilfsmittel und andere Apothekenprodukte.

Sozialleistungen

Wenn auch zu Beginn der Diagnose die soziale Absicherung nicht im Vordergrund steht, sollten doch schnellstmöglich Sozialleistungen beantragt werden, um die Existenz zu sichern, wenn eine finanzielle Not besteht oder der Erkrankte länger nicht arbeitsfähig ist. Die Krankenkasse ist der erste Ansprechpartner, wenn der Leistungsträger für die Sozialleistungen nicht klar bekannt ist. Weitere Sozialleistungsträger sind das Sozialamt, der Rentenversicherungsträger, die Bundesagentur für Arbeit und das Amt für Schwerbehindertenangelegenheiten. Sie alle sind verpflichtet, Auskünfte zu geben, Anträge anzunehmen oder weiterzuleiten.

Stoma

In Bezug auf eine Operation ist ein Stoma eine künstlich angelegte Körper-
öffnung, die durch einen chirurgischen Eingriff geschaffen wird und den Zugang zu einem Hohlorgan wie Darm, Magen, Blase oder Luftröhre ermöglicht. Diese Öffnung dient unter anderem dazu, Körperflüssigkeiten wie
Stuhl oder Urin nach außen abzuleiten.

Teilstationäre Pflege

Pflegeentlastung entweder tagsüber oder nachts für Angehörige, die nicht
die komplette Pflege übernehmen können.

VDK

Der Sozialverband VdK Deutschland wurde 1950 als "Verband der Kriegsbeschädigten, Kriegshinterbliebenen und Sozialrentner Deutschlands e. V."
gegründet. Ursprünglich auf die Unterstützung von Kriegsopfern ausgerichtet, hat sich der Verband an die veränderten sozialen Bedürfnisse angepasst und deckt heute zahlreiche Bereiche der sozialen Sicherung ab. Er
steht allen offen und versteht sich als moderner Sozialverband sowie als
Dienstleister für seine Mitglieder.

Literatur

Sozialgesetzbücher (SGB) V, IX, XI und XII

In Deutschland sind alle zentralen Gesetze zu sozialen Themen und Unterstützungsleistungen für bedürftige Menschen umfassend in den zwölf Sozialgesetzbüchern (SGB) geregelt. Die bedeutendsten gesetzlichen Regelungen für die Versorgung von Kranken, hilfsbedürftigen und pflegebedürftigen Personen umfassen:

- Das Fünfte Buch SGB (SGB V): Gesetzliche Krankenversicherung, § 39 SGB V
- Das Neunte Buch SGB (SGB IX): Rehabilitation und Teilhabe behinderter Menschen
- Das Elfte Buch SGB (SGB XI): Soziale Pflegeversicherung § 30, § 43c, § 44a, § 37, § 36, § 41, § 43, § 45 b, § 42,§ 42a, § 39, § 38, § 40, § 32, §18, §18a-c,
- Das Zwölfte Buch SGB (SGB XII): Sozialhilfe

Bundesgesetzblatt (2023): Gesetz zur Unterstützung und Entlastung in der Pflege (Pflegeunterstützungs- und -entlastungsgesetz — PUEG) https://www.recht.bund.de/bgbl/1/2023/155/VO.html (letzter Abruf am 13.09.2024)

Deutsche Rentenversicherung: https://www.deutsche-rentenversicherung.de/DRV/DE/Home/home_node.html

Bundesministerium für Gesundheit, Ratgeber Pflege, Alles, was Sie zum Thema Pflege wissen sollten, Juli 2023, 27. aktualisierte Auflage, (Erstauflage Juli 2008),Druck Bonifatius GmbH in 33100 Paderborn

Bundesministerium für Gesundheit, Ratgeber Pflegeleistungen zum Nachschlagen, Juli 2023, 13. aktualisierte Auflage, (Erstauflage Januar 2015), Druck Bonifatius GmbH in 33100 Paderborn

https://www.bundesgesundheitsministerium.de/themen/pflege/online-ratgeber-pflege/pflegebeduerftig-was-nun.html

https://www.bundesgesundheitsministerium.de/service/kontakt.html

Bundesministerium für Arbeit und Soziales: einfach-teilhaben.de

https://www.bundesgesundheitsministerium.de/fileadmin/Dateien/3_Downloads/A/Arzneimittelversorgung/Zuzahlungsregelungen_-der_GKV.pdf Zuzahlung von Medikamenten und Krankenhausaufenthalten § 39 SGB V

https://www.bundesgesundheitsministerium.de/presse/pressemitteilungen/pflegereform-beschluss-bundestag-26-05-23.html Reform der Pflegeversicherung: mehr Leistungen für stationäre und ambulante Pflege

https://www.verbraucherzentrale.de/wissen/gesundheit-pflege/pflege-antrag-und-leistungen/pflegeleistungen-2025-alle-aenderungen-im-ueberblick-101423

Deutscher Hospiz- und PalliativVerband e. V., www.dhpv.de

Über die Autorin Ruth Frings

Ruth Frings war 21 Jahre als praktizierende Ärztin in eigener hausärztlicher Praxis mit dem Schwerpunkt Homöopathie in der Region Hannover tätig. Nach ihrem Studium der Humanmedizin in Göttingen und Frankfurt am Main sammelte sie wertvolle Erfahrung als Assistenzärztin in der Radiologie und Inneren Medizin. Bereits 1995 erlangte sie die Zusatzbezeichnung für Homöopathie und integrierte diese ganzheitliche Sichtweise erfolgreich in ihre Praxisarbeit.

Während ihrer Berufstätigkeit beriet sie ihre Patienten umfassend, auch bei der Vorbereitung auf medizinische Gutachten. Ihr tiefgehendes Wissen und ihre empathische Unterstützung halfen zahlreichen Betroffenen, sich besser auf die oft entscheidenden Begutachtungen vorzubereiten, deren Ergebnisse häufig weitreichende Auswirkungen auf das tägliche Leben hatten.

Auch persönlich hat Ruth Frings einschneidende Erfahrungen mit medizinischen Begutachtungen und Pflegemaßnahmen gemacht. Im Rahmen der Begleitung ihres schwerkranken Mannes und durch ihre eigene Erkrankung an MS sammelte sie wertvolle Erkenntnisse über das Gesundheitssystem, die sie heute an andere Betroffene weitergibt.

Neben ihrer ärztlichen Tätigkeit qualifizierte sich Ruth Frings als Systemische Beraterin und Therapeutin sowie als Systemische Strukturaufstellerin nach SYST®. Diese Ansätze halfen ihr auch persönlich, mit den Herausforderungen ihrer Krankheit umzugehen.

Ruth Frings ist Mutter von drei erwachsenen Kindern und Großmutter von drei Enkelkindern. Seit 2016 ist sie aufgrund ihrer fortschreitenden MS-Erkrankung berufsunfähig, hat jedoch ihre Mission, anderen zu helfen, nicht aufgegeben. Mit ihrer langjährigen Expertise und ihrem Einfühlungsvermögen verfasst sie Ratgeber zu Themen rund um die physische und mentale Gesundheit.

Der vorliegende Ratgeber ist während der intensiven Krankheitsphase ihres Mannes entstanden. Er bietet praktische Hilfen, rechtliche Hinweise und wertvolle Tipps für Betroffene und Angehörige, insbesondere im Umgang mit den neuen Leistungen der Pflegeversicherung ab 2025. Ruth Frings

möchte Menschen ermutigen, sich aktiv mit den Herausforderungen einer Krankheit auseinanderzusetzen, Hilfen anzunehmen und dadurch ihre Lebensqualität bestmöglich zu erhalten.

Über die Co-Autorin Daniela Berger

Daniela Berger, geboren 1980 in Nordhausen, verfügt über mehr als 20 Jahre Erfahrung in der Pflege. Nach ihrer Ausbildung zur Krankenschwester von 1997 bis 2001 in Bad Harzburg war sie bis 2019 in der Akutpsychiatrie tätig. Ihre Schwerpunkte lagen dabei in den Bereichen Gerontologie, Suchttherapie und Akut Notfall-Psychiatrie. Sechs Jahre davon leitete sie eine Station und sammelte umfassende Führungs- und Praxiserfahrung.

Seit 2019 arbeitet Daniela Berger in der ambulanten Pflege. Nach einem Jahr als stellvertretende Pflegedienstleitung ist sie seit 2020 als Pflegedienstleitung am Standort Bad Harzburg tätig. Dort liegt ihr Fokus auf der spezialisierten 1:1 außerklinischen Intensivpflege und der Begleitung von Kindern mit Diabetes Typ 1.

Zusätzlich bringt sie persönliche Erfahrungen aus der häuslichen Pflege ein. Sie betreute ihren Großvater bis zu seinem Tod und kümmert sich derzeit um die Pflege ihrer Großmutter im gemeinsamen Haushalt. Diese privaten Einblicke ergänzen ihre berufliche Expertise und sensibilisieren sie für die Herausforderungen von Pflegebedürftigen und Angehörigen.

Mit diesem Ratgeber möchte Daniela Berger durch ihre ausgeprägte Servicementalität und ihr großes Engagement dazu beitragen, Pflegebedürftigen und ihren Angehörigen praxisnahe Unterstützung zu bieten. Dabei legt sie besonderen Wert darauf, finanzielle Unterstützungsmöglichkeiten aufzuzeigen, Hilfestellungen beim Ausfüllen von Anträgen zu geben, Orientierung im komplexen Regelwerk des Pflegesystems zu schaffen und Verhandlungen mit Pflegekassen zu erleichtern. Ihr Ziel ist es, Betroffene kompetent und lösungsorientiert zu begleiten.

Dank

Unser besonderer Dank gilt dir, liebe Sophie Frings,

Unser besonderer Dank gilt dir, liebe Sophie Frings,
für deine wertvolle Unterstützung beim Erstellen des Patientenratgebers. Mit deinem Wissen, deinem Gespür für Layout, deiner kreativen Ideen und insbesondere deiner gelungenen Covergestaltung hast du maßgeblich dazu beigetragen, dass dieses Werk in seiner jetzigen Form entstehen konnte.

Ohne dein Können, deine Sorgfalt und dein Engagement wäre der Ratgeber nicht so strukturiert, übersichtlich und ansprechend geworden. Danke für deine Hilfe, deine Zeit und deine Geduld!

Haftungsausschluss

Der Inhalt dieses Leitfadens wurde mit großer Sorgfalt geprüft und erstellt. Für die Vollständigkeit, Richtigkeit und Aktualität der Inhalte kann jedoch keine Garantie oder Gewähr übernommen werden.

Der Inhalt dieses Leitfadens repräsentiert die persönlichen Erfahrungen und Meinungen der Autoren und ist ein Leitfaden / Ratgeber. Es wird grundsätzlich keine medizinische, juristische, psychotherapeutische Verantwortung oder Haftung für Schäden übernommen, wie z. B. durch die kontraproduktive Ausübung oder durch Fehler des Lesers entstehen. Es kann auch keine Garantie für Erfolg übernommen werden. Die Autoren übernehmen daher keine Verantwortung für das Nichterreichen der im Leitfaden beschriebenen Ziele.

Unser Werk enthält Links zu externen Webseiten Dritter, auf deren Inhalte wir keinen Einfluss haben. Daher können wir für diese Inhalte auch keine Gewähr übernehmen. Für die Inhalte der verlinkten Seiten ist stets der jeweilige Anbieter oder Betreiber der Seiten verantwortlich. Die verlinkten Seiten wurden zum Zeitpunkt der Verlinkung auf mögliche Rechtsverstöße überprüft, wobei zum Zeitpunkt der Verlinkung keine rechtswidrigen Inhalte erkennbar waren. Eine permanente inhaltliche Kontrolle der verlinkten Seiten ist jedoch ohne konkrete Anhaltspunkte einer Rechtsverletzung nicht zumutbar. Bei Bekanntwerden von Rechtsverletzungen werden wir derartige Links umgehend in einer neuen Auflage entfernen.

Kennen Sie schon…?

Vorbereitung auf eine medizinische Begutachtung

Wie soll ich mich verhalten, wenn es um ein Gutachten für die Berufsunfähigkeit, Erwerbsminderung, Schwerbehinderung oder den Pflegegrad geht?
- Optimal vorbereitet, sicher auftreten, mit dem Ergebnis umgehen -

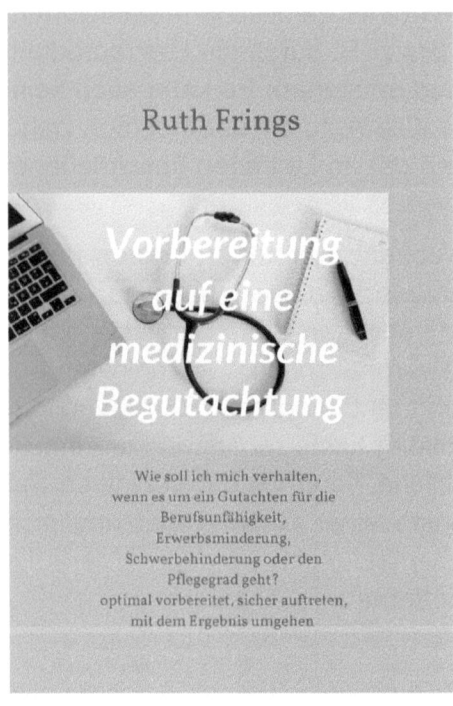

Dieser Ratgeber richtet sich an diejenigen, die durch Krankheit, Unfall oder Behinderung ihr Leben neu ordnen müssen. Ihnen stehen möglicherweise Hilfen finanzieller Art respektive Unterstützung durch Pflege im Alltag zu. Um diese Leistungen in Anspruch nehmen zu können, ist es oftmals ein langer, bürokratischer Weg. Ein erster Schritt ist jedoch das medizinische Gutachten. Dieses Handbuch kann helfen, sich in Bezug auf medizinische Gutachten zu informieren. Sie erfahren, wie Sie die Schwierigkeiten und Hürden dieser Begutachtungen bewältigen können. Es wird Ihnen vermittelt, wie Sie sich trotz Einschränkungen durch die Erkrankung auf eine medizinische Begutachtung vorbereiten können. Es werden die Phase der Vorbereitung für eine medizinische Begutachtung, der Ablauf eines Gutachtens und die Möglichkeiten für einen Patienten nach einer Beurteilung angesprochen. In dem Ratgeber werden hilfreiche Tabellen zur Verfügung gestellt, die Sie für die Vorbereitung zur medizinischen Begutachtung nutzen können. Es sind auch jeweils ein Kapitel zur medizinischen Begutachtung der Feststellung des Pflegegrades und für die Antragstellung auf Schwerbehinderung enthalten.

ISBN: 978-3-347-23886-2